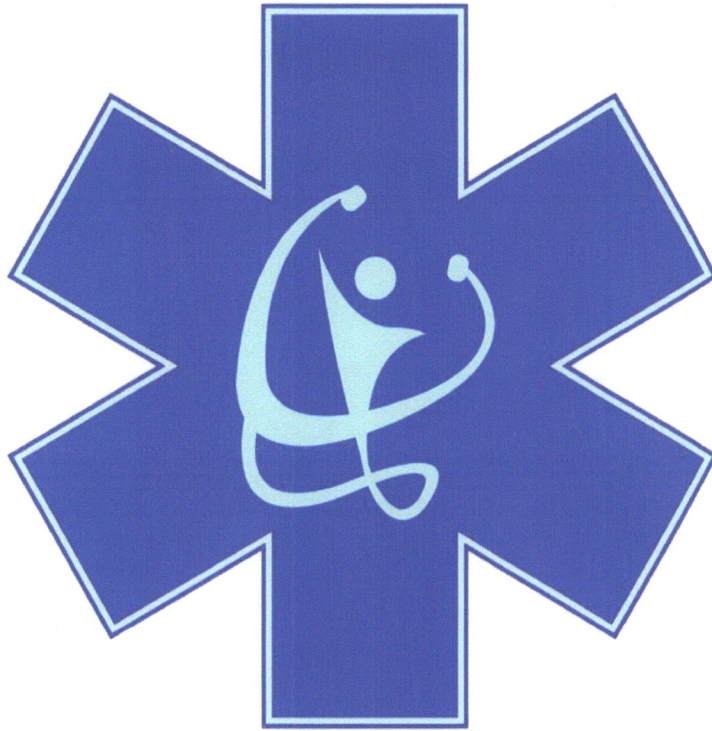

أكاديمية العلوم الصحية
Academy of Health Sciences

Medical Shock

Prepared by: Abdullah Abdulaziz Alhaji

Academy of Health Sciences

Academy of Health Sciences

All rights received ©2017 by Academy of Health Sciences

Abdullah Abdulaziz Alhaji

www.hsacademy.org

info@hsacademy.org

ISBN 13: 9784598303095

ISBN 10: 4598303095

تعريف الصدمة

بالرغم من ان لها العديد من التعريفات فان الصدمة يمكن التعبير عنها بانها نقص التروية العامة الخلوية التي تنتج عن تروية غير كافية من الاوكسجين للخلايا والتي لا تلبي الحاجات الاستقلابية الخلوية.

وبالاستناد الى هذا التعريف يمكن تصنيف الصدمة الى صدمة متعلقة بمتطلبات التروية الخلوية وصدمة متعلقة بالأكسجة. فهم التغيرات الخلوية الحالة خلال ضعف التروية الدموية كما في الغدد الصماء – الاوعية الدموية الدقيقة – الجهاز القلبي الوعائي – الانسجة والتأثيرات النهائية على الأعضاء أيضا سيساعد في وضع استراتيجيات العلاج المباشر.

وان الفهم الجيد لآلية الصدمة سيمكنك من فهم الفيزيولوجيا المرضية وخلل عمل الأعضاء المرافق ومن الهام جدا على مقدم الرعاية الطبية الطارئة ان يسمو عن تعريف الصدمة بهبوط الضغط او تسرع النبض او البرودة او الجلد الشاحب وهي ظواهر عضوية داخلية تعكس عملية الاعتلال المسماة الصدمة. وان التعريف الصحيح للصدمة ((نقص تروية نسيجي(الأكسجة) عند مستوى الخلية الذي يقودها الى الاستقلاب اللاهوائي وخسارة انتاج الطاقة التي تدعم الحياة)) وعلى فريق الطوارئ فهم الاليات ومن ثم تقديم خطة العلاج لمنع حدوث الصدمة اللاعكوسة.

الصدمة يمكنها قتل المصابين في الميدان او في اقسام الطوارئ غرفة العمليات وحدة العناية المركزة. ويمكن تأخير حصول الموت الحقيقي لعدة ساعات او أيام او أسابيع والسبب هو عدم تقديم الإنعاش الطارئ

الاستقلاب (محرك الجسم البشري)

يتألف جسم الانسان من أكثر من 100مليون خلية وكل من هذه الخلايا يتطلب الاوكسجين لوظيفة وإنتاج الطاقة. الخلايا تأخذ الاكسجين وتستقلبه من خلال عمليات فسيولوجية معقدة لإنتاج الطاقة، والاستقلاب يتطلب o_2 وعلى الخلايا ان تملك الوقود (الغلوكوز) لإتمام هذه العملية، وكأي عملية احتراق فانه يوجد نواتج وفضلات. وفي الجسم الاوكسجين والغلوكوز يستقلبان لإنتاج الطاقة والماء h_2o وثاني أوكسيد الكربون (co_2) وهي تشبه الى حد ما تلك العملية التي تحدث لمحرك السيارة عندما يمتزج البنزين والهواء ويحترقان وتنتج الطاقة وهنا ثاني أوكسيد الكربون يتشكل كناتج ثانوي لمحرك يدفع بالسيارة والكهرباء تتولد وتستخدم الأضواء لتنير الطريق كله ناتج عن احتراق البنزين لانتاج الطاقة.

(الاستقلاب الهوائي)

يوصف بانه استخدام الاوكسجين من قبل الخلايا وهذا الشكل من الاستقلاب هو مبدا الجسم لعملية الاحتراق وهو ينتج الطاقة باستخدام o_2 بعملية معقدة تدعى (حلقة كريبس)

(الاستقلاب اللاهوائي)

يوصف بعدم استخدام الاوكسجين من قبل الخلايا وهو نظام طاقة بديل في الجسم ويستخدم مخزون الجسم من الدهون كمصدر للطاقة .

كما في السيارة عند نفاذ البنزين و الهواء يمكن للسيارة استخدام كهرباء البطارية للسير ولكن بقدر تخزين البطارية للكهرباء . وهذه الطاقة تسير المركبة بكفاءة اقل ومسافة اقل أيضا بالمقارنة مع احتراق الوقود والهواء , وستعود المركبة للسير بقوة اذا زودنا الوقود لها.

بالمقابل فان الجسم البشري عند استخدامه للطاقة البديلة بالاستقلاب اللاهوائي فهي غير مفيدة كما في السيارة وهي محدودة لفترة قصيرة ولا تنتج طاقة كبيرة وهي تسبب الضرر للجسم وقد تكون غير عكوسة .

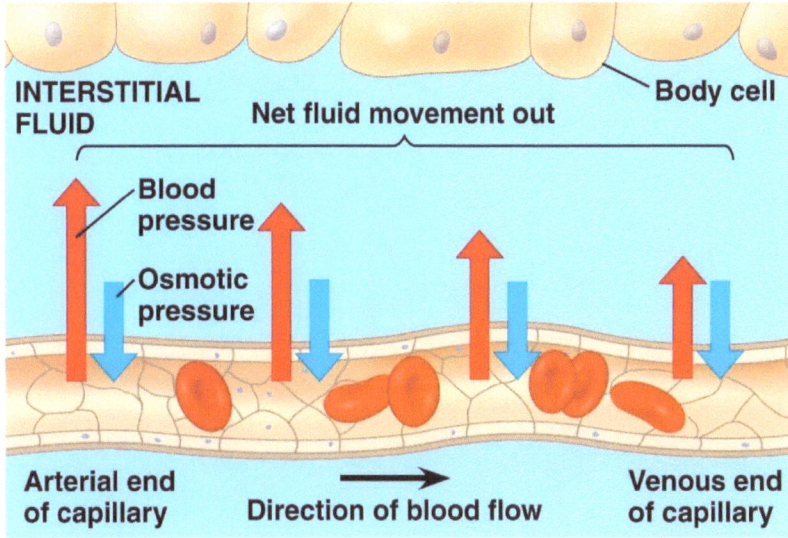

وان الانتاج الثانوي عن الاستقلاب اللاهوائي هو حمض اللبن. بالإضافة الى ان الطاقة ستنخفض 15 مرة. وإذا لم وإذا لم يصبح الاستقلاب اللاهوائي عكوسا بسرعة لن تستطيع الخلايا إتمام وظيفتها وستموت. وإذا مات عدد كاف من الخلايا في عضو ما فان ذلك العضو سوف يحجم عن وظيفته والعدد المتبقي من الخلايا قد يكون بمقدوره أولا على اكمال وظيفة العضو وعلى سبيل المثال فالشخص الذي يعاني من النوبة القلبية فان جريان الدم والاوكسجين سينزاح الى جزء واحد من العضلة القلبية وبعض الخلايا القلبية ستموت وبالتالي نقص نتاج القلب ونقص تزويد الاوكسجين اثناء راحة القلب وإذا لم تستطيع باقي الخلايا الحية تلبية متطلبات ضخ الدم وسيؤدي ذلك الى فشل القلب.

مثال اخر لحصول عملية الموت في الكليتين، فعندما تتأذى الكليتين او تحرم من التزود الكافي بالأكسجين ستموت بعض الخلايا وسيتناقص المستوى الوظيفي. الخلايا الأخرى يمكن ان تكافح لاستمرار وظيفتها قبل موتها. وإذا مات عدد كاف من الخلايا سيؤدي ذلك الى ضعف الكلية بإزالة نواتج الاستقلاب والمواد الضارة الناتجة عن الاستقلاب وإذا استمر هذا الانحدار الوظيفي الجهازي سيموت عضو بعد اخر حتى الموت العضوي. وان الفترة بين موت هذه الخلايا وموت الأعضاء قد يمتد من 2 – 3 أسابيع بعد الضرر الخلوي من نقص الأكسجة ونقص

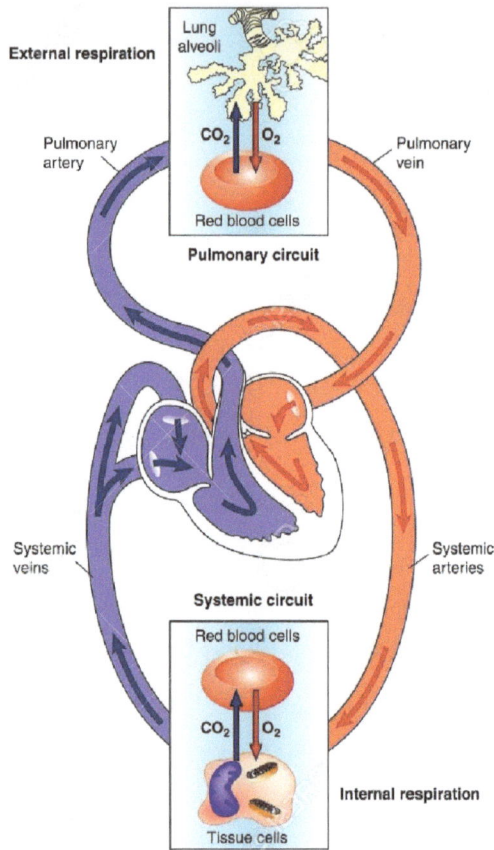

التروية خلال الدقائق الأولى التي تؤدي الى الوفاة. وعلى اخصائي الرعاية الطبية ان يكافح لمنع نقص الأكسجة ونقص التروية في مرحلة ما قبل المشفى وكل هذه الإجراءات تحصل في (الساعة الذهبية). ان حساسية الخلايا لنقص الاوكسجين والاستخدام المعيب للاستقلاب اللاهوائي يتفاوت من عضو الى اخر. وهذه الحساسية تدعى (الاقفار) Ischemic (نقص الاكسجين) وأعظمها حساسية هو الدماغ – القلب – الرئتين وسيبدأ الاستقلاب اللاهوائي خلال 4 – 6 دقائق. الجلد والنسيج العضلي لديه حساسية أطول للإقفار تبلغ حوالي4 – 6 ساعات. الأعضاء الداخلية للبطن تتراوح بين القيم السابقة ويمكنها البقاء على الحياة 45 – 90 دقيقة من بدء الاستقلاب اللاهوائي

مبدا Fick:

ان مبدا Fickيصف المكونات اللازمة للأكسية داخل الجسم وهناك ثلاثة مكونات

1) تحميل الأكسجين الى الكريات الحمراء لا RBCs
2) وصول RBCs الى خلايا النسج
3) تنزيل والتخلي عن الاكسجين الى خلايا الجسم

وبالتالي يجب التركيز من قبل اخصائي الرعاية الطارئة عند المصاب على:

1) المحافظة على مجرى الهواء مفتوحا وكفاية التهوية وهذا يطابق المكون الأول تحميل الكريات الحمر بالأكسجين

2) لاستخدام بحكمة وحزم لتزويد الاكسجين كجزء من تهوية المصاب

3) المحافظة على تروية كافية وبالتالي تزويد الانسجة بالأكسجين

أنواع الصدمة

هناك ثلاث 1-الحجم ضمن الاوعية أصغر من الحجم الطبيعي

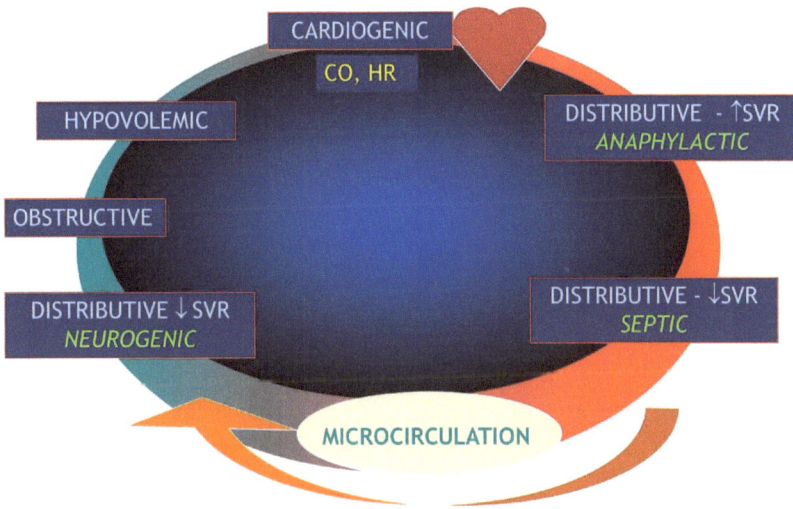

a- نقص في حجم السوائل والشوارد
التجفاف

b- فقدان في الدم والسوائل
الصدمة النزفية

2-صدمة سوء الانتشار

الفراغ الوعائي أكبر من الطبيعي

c- الصدمة العصبية (هبوط الضغط)

d- الصدمة الوعائية المبهمة

e- الصدمة الانتانية

f- الصدمة التحسسية

3-الصدمة القلبية فشل الضخ

صدمة نقص الحجم

ان الفقدان الحرج لحجم الدم فيما إذا كان تجفاف (فقدان سوائل وشوارد) او إذا كان نزفا (فقدان في البلازما والكريات الحمراء) سيؤدي الى خلل التوازن في العلاقة بين حجم السوائل وحجم الوعاء (المحتوى) وهنا حجم الوعاء نفسه لكن كمية السوائل انخفضت. وان صدمة نقص الحجم هي أكثر أنواع الصدمات شيوعا في مرحلة ما قبل المشفى وفقدان الدم هو أحد مسببات هذه الصدمة في مرضى الرضوض واخطرها.

عندما يفقد الدم من الدورة الدموية يستجيب القلب برفع الحصيل القلبي عن طريق افراز الادرينالين من قشر الكظر ويفرز النورادرينالين من الجهاز الودي لتضييق الاوعية الدموية . وان تضييق الاوعية الدموية سينتج عنه انغلاق الشعيرات الدموية الذي سيؤدي الى إنقاص سريان الاكسجين وبالتالي سيتحول الاستقلاب من الهوائي الى اللاهوائي. وبفشل الاليات المعوضة وهي علامة تؤشر على قرب الموت. وإذا كان هناك إنعاش للصدمة سيكون الامر جيد والا سيدخل المصاب في الصدمة اللاعكوسة وبالتالي الموت .

الصدمة النزفية

يمكن تصنيفها الى أربعة مستويات حسب خطورتها على الشكل التالي

Class of haemorrhagic shock				
	I	II	III	IV
Blood loss (mL)	Up to 750	750–1500	1500–2000	> 2000
Blood loss (% blood volume)	Up to 15	15–30	30–40	> 40
Pulse rate (per minute)	< 100	100–120	120–140	> 140
Blood pressure	Normal	Normal	Decreased	Decreased
Pulse pressure (mm Hg)	Normal or increased	Decreased	Decreased	Decreased
Respiratory rate (per minute)	14–20	20–30	30–40	> 35
Urine output (mL/hour)	> 30	20–30	5–15	Negligible
Central nervous system/ mental status	Slightly anxious	Mildly anxious	Anxious, confused	Confused, lethargic

وان المعالجة الناجحة لهذه الصدمة تكمن في إيقاف النزيف والتعويض ويمكن المعاوضة بسوائل تحوي الاملاح والاماهة المتوسطة والمعتدلة يمكن ادراجها في العلاج بواسطة تزويد السوائل الكهرالية أيضا ويمكن تناولها عن

طريق الفم للمريض الواعي. اما بالنسبة للمصابين الغير واعيين او متدهوري الحالة السريرية يجب اعاضتها وريديا.

وعلى اخصائي الرعاية الطارئة إيقاف النزف الخارجي والبدء بتسريب السوائل الوريدية والنقل السريع اما إعطاء الدم فيمكن تعويضه إذا كان متاحا وسنتكلم عنه فيما بعد

وأثبتت الدراسات ان 1/3 – 1/4 كمية السوائل الكرستالية سوية التوتر المعطاة تبقى في الحيز الوعائي بعد فقط 30-60 دقيقة من الاعطاء ولذا يمكن إعطاء ثلاث اضعاف الكمية المفقودة، وان إعطاء هذه السوائل التي تحوي الكهارل هو الاجراء الأفضل قبل إعطاء الدم. ان الاعاضة الزائدة للسوائل الكرستالية وبكميات محدودة سيؤدي الى حصول الوذمة التي ستقلل من تبادل الاكسجين. ان الهدف من هذه السوائل ليس رفع الضغط الشرياني الى المستويات الطبيعية وانما الحفاظ على التروية واستمرار تزويد الانسجة بالأكسجين المحمول على الكريات الحمراء

وان السائل المفضل في الصدمة النزفية هر LR رينجر لاكتات. وان N.S السائل الملحي هو لاعاضة الحجم أيضا بعد الرينجر لاكتات ويمكن ان يسبب السيروم الملحي فرط الكلور الذي يمكن ان يقود الى حماض.

اثبتت الدراسات الحديثة انه بوجود فقدان الدم فان الاجراء الأمثل هو اعاضة الدم الكلي قدر الإمكان وان الخطوة الأولى هي إعطاء الكريات الحمر المكثفة والبلازما بنسبة 1=1 او 1=2 وهو اجراء عند وجود الحالات المدنية الصفيحات الدموية والبلازما المجمدة وعوامل التخثر الأخرى يمكن اضافتها حسب الحاجة. وان البلازما تحوي العديد من عوامل التخثر والمحتويات الأخرى التي تسهم في ضبط فقدان الدم من الاوعية الدموية الغيرة وهناك 13 عامل في شلالات التخثر.

وفي المصاب ذو الفقد الكبير للدم من الاوعية الدموية الكبيرة يتطلب ذلك تدخلا جراحيا طارئا وفي بعض الأحيان نتدخل عليه بشكل طارئ بالإسفنجات المانعة النزيف.

صدمة سوء الانتشار

ان صدمة سوء الانتشار او الصدمة التوسعية الوعائية تحدث عندما يكبر الوعاء بدون توسع مناسب في حجم السوائل، وهنا التغير يتناقص الحمل القبلي وبالتالي نقص نتاج القلب وتبقى هنا التروية الدموية للجهاز العصبي جيدة على الرغم من انخفاض الضغط.........

يمكن ان تحصل أيضا من فقدان الضبط العصبي للعضلات الملساء الذي يسيطر على حجم الوعاء الدموي. وهذا ما قد ينجم عن رضوض الحبل الشوكي والعلاج الأمثل هو تحسين الأكسجة والمحتفظة على جريان الدم الى الدماغ والأعضاء الحيوية

الصدمة العصبية

او ما تسمى الصدمة العصبية لهبوط الضغط. وهي تحصل عند اذية الحبل الشوكي الذي يؤدي الى قطع الاعصاب الودية وغالبا عند المنطقة الظهرية القطنية، فتفقد السيطرة على الجهاز الوعائي والاوعية المحيطية تتوسع أسفل الاذية. هنا الخلل في توسع الاوعية على الرغم من وجود حجم ملائم وهنا غالبا لا تؤثر بشكل كبير على انتاج الطاقة في الجسم , وان تناقص الضغط الانقباضي والانبساطي وتضيق ضغط النبض يوصف صدمة نقص الحجم اما في الصدمة العصبية على الرغم من تناقص الضغط الانقباضي والانبساطي فان ضغط النبض يبقى طبيعيا او متسعا.

في صدمة نقص الحجم يصبح المريض باردا وشاحبا مزرق الجلد وهناك تأخير في زمن عودة الامتلاء الشعري بينما في الصدمة العصبية يكون المريض دافئا جلده جاف وخاصة تحت الاذية. والنبض يكون ضعيفا وسريعا في صدمة نقص الحجم اما في الصدمة العصبية فيكون النبض متباطئ (بسبب انقطاع الاعصاب الودية واذيتها). وصدمة نقص الحجم تؤدي الى تناقص الوعي (LOC) او قلق وفي حالة غياب الرض الدماغي سيكون المصاب واعيا في الصدمة العصبية.

الصدمة الوعائية المبهمة

تحدث غالبا من خلال الجهاز العصبي نظير الودي من خلال الجهاز العصبي نظير الودي من خلال نشاط العصب المبهم (العاشر) الذي يؤدي الى بطء القلب وأيضا يحصل التوسع الوعائي وهبوط الضغط وبالتالي نقص نتاج القلب وانخفاض مستوى التروية للدماغ والأعضاء النبيلة. الاغماء الوعائي المبهم يحصل عندما يفقد المريض وعيه، وبالمقارن مع الصدمة العصبية فهنا يكون تباطؤ القلب والتوسع يكون محدود جدا ولبضع دقائق اما في العصبية قد يستمر عدة أيام وهنا يكون ضغط المريض طبيعيا عندما يكون وضع المريض افقيا. لأنها تكون على شكل نوبات وغير موافقة لشروط الصدمة الحقيقية

الصدمة الانتانية

تظهر هذه الصدمة في المرضى ذوي الانتانات الشديدة وان السيتوكسين يتحرر نتيجة الانتان مسببا اذية لجدران الاوعية ومسببا التمدد للأوعية المحيطية مسببا النقص في السوائل من الاوعية الشعرية الى داخل الخلية. ولذلك تتضمن هذه الصدمة مواصفات صدمة سوء التوزيع وصدمة نقص الحجم. والحمل البعدي يتناقص بسبب التوسع وفقدان السوائل وبالتالي هبوط الضغط فيما إذا لم يستطيع القلب المعاوضة طويلا.

الصدمة التحسسية

انها صدمة خطيرة وممهدة للحياة تؤدي الى توسع الاوعية واحمرار في الجلد وحكة وبثرات تدهور في الحالة التنفسية وانسداد مجرى الهواء وتناقص حالة الوعي والعلاج بإعطاء الابنيفرين ومضادات الهيستامين والسيتروئيدات في المشفى

الصدمة القلبية

فشل القلب نتيجة اذية اما بشكل مباشر او غير مباشر

الأسباب الداخلية

اضرار العضلات القلبية

ان اعي عملية تؤدي لضعف عضلات القلب ستؤثر في النتاج القلبي. كما يحصل في الاحتشاءات الاكليلية او كما يحصل في رضوض العضلة القلبية، الدورات المتكررة ستحصل بشكل غير متوقع

الشكل الثاني نقص الأكسجة سيؤدي الى نقص القلوصية ونقص نتاج القلب ونقصان التروية المجموعية وبسبب استمرارية نقص الأكسجة سيؤدي ذلك الى متعاقبة الدورات المتكررة.

اضطرابات نظم القلب

ان تطور اضطراب النظم القلبية يمكن ان يؤثر بشكل كافي على القلوصية القلبية وبالتالي يؤثر في جهاز التروية المجموعي , وان نقص الأكسجة يمكن ان يؤدي الى نقص التروية للعضلات وبالتالي اضطراب النظم القلبية كما في التقبضات الباكرة والتسرع القلبي , ولان الحصيل القلبي ينتج عن حجم الدفقة مع كل تقلص (حجم الضربة) وان أي اضطراب نظم يمكن ان ينتج بطء في معدل التقلصات (بطء النبض) او قصر في زمن الامتلاء البطيني الايسر (تسرع القلب) ويمكن ان ينقص وهذا المريض سيتطور لديه قصور قلبي احتقاني (CHF) وتظاهراته السريرية على شكل وذمة رئوية, صدمة قلبية , وان وجود النفخات هي الدليل على حصولها.

الأسباب الخارجية

السطام القلبي (التاموري)

ان وجود كمية من السوائل ضمن كيس التامور ستمنع القلب من إعادة الامتلاء خلال الانبساط بشكل كامل، وفي حالة الرضوض فان الدم ينساب الى كيس التامور وان جدران البطين لا تستطيع التمدد بشكل كامل وبالإضافة ضمن هذا السياق فان العضلات لن تستطيع التمطط وبالتالي غياب او نقص كبير في التقلص القلبي. وفي حال الاذيات القلبية النافذة ستنساب كمية أكبر من الدم مع كل تقلص قلبي وسينقص الحمل القبلي ويمكن ان تؤدي هذ الاحداث الى الصدمة والموت بشكل متسارع

استرواح الصدر الضاغط

عندما يصبح جوف الصدر مليئا بالهواء المضغوط ستنخمص الرئة وستمكون هناك إعاقة كبيرة لإعادة امتلاء بالهواء مرة أخرى وسينقص جريان الدم الى الرئتين. واما إذا كان ضغط الهواء الداخلي في الصدر كبيرا كفاية سينزاح المنصف باتجاه المنطقة السليمة وان الضغط والثني (الالتواء) للوريدين الاجوف السفلي والعلوي وازدياد مقاومة الاوعية الرئوية سيعيق بشدة العود الوريدي للقلب مؤديا الى نقص كبير في الحمل القبلي. ويسبب إعاقة عود الامتلاء سيفقد القلب عمله كمضخة، وبالتالي حدوث الصدمة القلبية

تدبير الصدمة

يجب تشخيص حالة الصدمة والمبادرة إلى معالجتها
بسرعة، لان التأخر في ذلك يهيئ لحدوث قصور الأعضاء المتعدد MOF. ويعتمد تدبير هذه الحالة على الأسس التالية:

- المحافظة على سلوك المجاري التنفسية واعطاء الاكسجين، وقد يتطلب الأمر وضع مسلك هوائي airways في الفم والبلعوم أو تنبيب الرغامى (وضع أنبوب فيها).

- معالجة السبب الذي أدى للصدمة مثل تعيين مصدر النزف وارقاؤه (جرح نازف، قرحة هضمية نازفة) ومكافحة الخمج في حالة الإنتان الدموي، ويجب في هذه الحالة التفتيش عن مصدر الخمج بكل الوسائل المتاحة، وتعيين الجرثوم المسبب، وتعديل المعالجة بالصادات في ضوء حساسية الجرثوم.

- تعويض نقص الحجم الذي يزيد من نتاج القلب وهو أمر مهم في صدمة نقص الحجم، إلا أنه واجب أيضاً في الصدمة الانتانية والصدمة التأقية بسبب التوسع الوعائي الذي يحدث فيها.

يجب أن يتم تعويض نقص الحجم بسرعة (خلال دقائق أو ساعات) تجنباً لحدوث قصور الكلية، إلا أنه يجب الاحتياط من حدوث فرط الحجم الذي يهيئ لحدوث وذمة الرئة. يتم تعويض حجم الدم بإعطاء الدم الكامل أو المصول الملحية أو المحاليل الغروانية colloid solutionالتي يستمر تأثيرها في زيادة حجم الدم مدة أطول.

- مقويات العضلة القلبية inotropic agents.

يُضعِف نقص الاكسجة قدرة العضلة القلبية على التقلص (القلوصية contractibility) مما يستدعي إعطاء مقويات العضلة القلبية مثل الأدرينالين والنورادرينالين، إلا إن أكثر مقويات القلب شيوعاً هي
الدوبامينdopamine والدوبكسامين dopexamine والدوبيوتامين dobutamine. وقد يتطلب الأمر إشراك أكثر من دواء واحد من هذه المجموعة مثل إعطاء النورادرينالين مع الدوبامين.

- مقبضات الأوعية vasoconstrictors وبخاصة الفازوبرسين، وهو هرمون تفرزه النخامى، إذ بينت الدراسات الحديثة أن له تأثيراً جيداً في صدمة التوسع الوعائي ورفع الضغط المنخفض.

تعريف الصدمة

بالرغم من ان لها العديد من التعريفات فان الصدمة يمكن التعبير عنها بانها نقص التروية العامة الخلوية التي تنتج عن تروية غير كافية من الاوكسجين للخلايا والتي لا تلبي الحاجات الاستقلابية الخلوية.

وبالاستناد الى هذا التعريف يمكن تصنيف الصدمة الى صدمة متعلقة بمتطلبات التروية الخلوية وصدمة متعلقة بالأكسجة. فهم التغيرات الخلوية الحالة خلال ضعف التروية الدموية كما في الغدد الصماء – الاوعية الدموية الدقيقة – الجهاز القلبي الوعائي – الانسجة والتأثيرات النهائية على الأعضاء أيضا سيساعد في وضع استراتيجيات العلاج المباشر.

وان الفهم الجيد لآلية الصدمة سيمكنك من فهم الفيزيولوجيا المرضية وخلل عمل الأعضاء المرافق ومن الهام جدا على مقدم الرعاية الطبية الطارئة ان يسمو عن تعريف الصدمة بهبوط الضغط او تسرع النبض او البرودة او الجلد الشاحب وهي ظواهر عضوية داخلية تعكس عملية الاعتلال المسماة الصدمة. وان التعريف الصحيح للصدمة ((نقص

تروية نسيجي(الأكسجة) عند مستوى الخلية الذي يقودها الى الاستقلاب اللاهوائي وخسارة انتاج الطاقة التي تدعم الحياة)) وعلى فريق الطوارئ فهم الاليات ومن ثم تقديم خطة العلاج لمنع حدوث الصدمة اللاعكوسة.

الصدمة يمكنها قتل المصابين في الميدان او في اقسام الطوارئ غرفة العمليات وحدة العناية المركزة. ويمكن تأخير حصول الموت الحقيقي لعدة ساعات او أيام او أسابيع والسبب هو عدم تقديم الإنعاش الطارئ

الاستقلاب (محرك الجسم البشري)

يتألف جسم الانسان من أكثر من 100مليون خلية وكل من هذه الخلايا يتطلب الاوكسجين لوظيفة وإنتاج الطاقة. الخلايا تأخذ الاكسجين وتستقلبه من خلال عمليات فسيولوجية معقدة لإنتاج الطاقة، والاستقلاب يتطلب o2 وعلى الخلايا ان تملك الوقود (الغلوكوز) لإتمام هذه العملية، وكأي عملية احتراق فانه يوجد نواتج وفضلات. وفي الجسم الاوكسجين والغلوكوز يستقلبان لإنتاج الطاقة والماء h2o وثاني أوكسيد الكربون (co2) وهي تشبه الى حد ما تلك العملية التي تحدث لمحرك السيارة عندما يمتزج البنزين والهواء ويحترقان وتنتج الطاقة وهنا ثاني أوكسيد الكربون يتشكل كناتج ثانوي لمحرك يدفع بالسيارة والكهرباء تتولد وتستخدم الأضواء لتنير الطريق كله ناتج عن احتراق البنزين لانتاج الطاقة.

(الاستقلاب الهوائي)

يوصف بانه استخدام الاوكسجين من قبل الخلايا وهذا الشكل من الاستقلاب هو مبدا الجسم لعملية الاحتراق وهو ينتج الطاقة باستخدام o2بعملية معقدة تدعى (حلقة كريبس)

(الاستقلاب اللاهوائي)

يوصف بعدم استخدام الاوكسجين من قبل الخلايا وهو نظام طاقة بديل في الجسم ويستخدم مخزون الجسم من الدهون كمصدر للطاقة .

كما في السيارة عند نفاذ البنزين و الهواء يمكن للسيارة استخدام كهرباء البطارية للسير ولكن بقدر تخزين البطارية للكهرباء . وهذه الطاقة تسير المركبة بكفاءة اقل ومسافة اقل أيضا بالمقارنة مع احتراق الوقود والهواء , وستعود المركبة للسير بقوة اذا زودنا الوقود لها.

بالمقابل فان الجسم البشري عند استخدامه للطاقة البديلة بالاستقلاب اللاهوائي فهي غير مفيدة كما في السيارة وهي محدودة لفترة قصيرة ولا تنتج طاقة كبيرة وهي تسبب الضرر للجسم وقد تكون غير عكوسة .

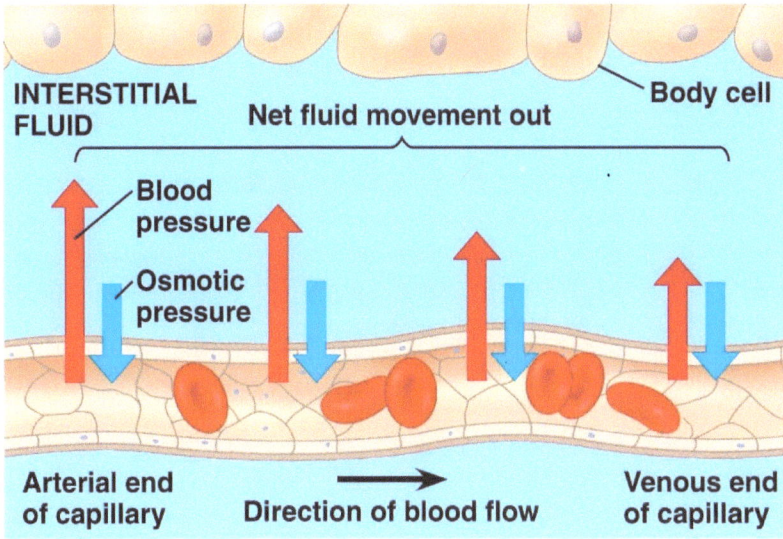

وان الانتاج الثانوي عن الاستقلاب اللاهوائي هو حمض اللبن. بالإضافة الى ان الطاقة ستنخفض 15 مرة. وإذا لم وإذا لم يصبح الاستقلاب اللاهوائي عكوسا بسرعة لن تستطيع الخلايا إتمام وظيفتها وستموت. وإذا مات عدد كاف من الخلايا في عضو ما فان ذلك العضو سوف يحجم عن وظيفته والعدد المتبقي من الخلايا قد

يكون بمقدوره أولا على اكمال وظيفة العضو وعلى سبيل المثال فالشخص الذي يعاني من النوبة القلبية فان جريان الدم والاوكسجين سينزاح الى جزء واحد من العضلة القلبية وبعض الخلايا القلبية ستموت وبالتالي نقص نتاج القلب ونقص تزويد الاوكسجين اثناء راحة القلب وإذا لم تستطيع باقي الخلايا الحية تلبية متطلبات ضخ الدم وسيؤدي ذلك الى فشل القلب.

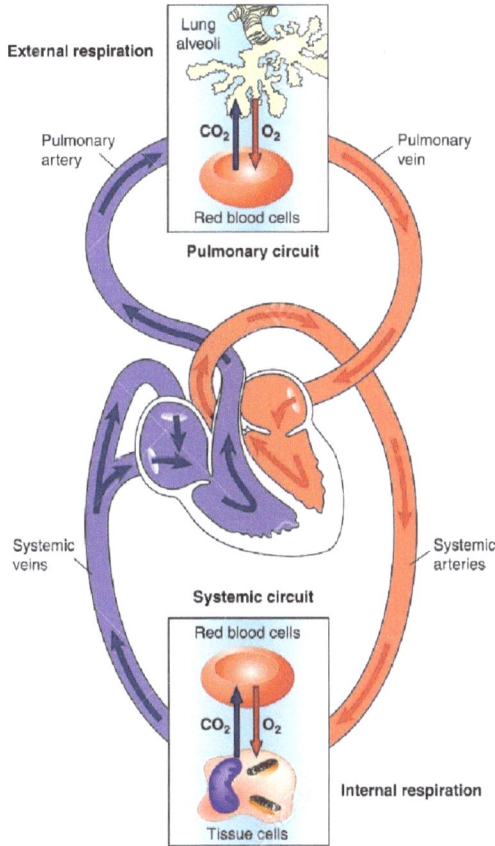

مثال اخر لحصول عملية الموت في الكليتين، فعندما تتأذى الكليتين او تحرم من التزود الكافي بالأكسجين ستموت بعض الخلايا وسيتناقص المستوى الوظيفي. الخلايا الأخرى يمكن ان تكافح لاستمرار وظيفتها قبل موتها. وإذا مات عدد كاف من الخلايا سيؤدي ذلك الى ضعف الكلية بإزالة نواتج الاستقلاب والمواد الضارة الناتجة عن الاستقلاب وإذا استمر هذا الانحدار الوظيفي الجهازي سيموت عضو بعد اخر حتى الموت العضوي. وان الفترة بين موت هذه الخلايا وموت الأعضاء قد يمتد من 2 – 3 أسابيع بعد الضرر الخلوي من نقص الأكسجة ونقص التروية خلال الدقائق الأولى التي تؤدي الى الوفاة. وعلى اخصائي الرعاية الطبية ان يكافح لمنع نقص الأكسجة

ونقص التروية في مرحلة ما قبل المشفى وكل هذه الإجراءات تحصل في (الساعة الذهبية). ان حساسية الخلايا لنقص الاوكسجين والاستخدام المعيب للاستقلاب اللاهوائي يتفاوت من عضو الى اخر. وهذه الحساسية تدعى (الاقفار) Ischemic (نقص الاكسجين) وأعظمها حساسية هو الدماغ – القلب – الرئتين وسيبدأ الاستقلاب

اللاهوائي خلال 4 – 6 دقائق. الجلد والنسيج العضلي لديه حساسية أطول للإقفار تبلغ حوالي4 – 6 ساعات. الأعضاء الداخلية للبطن تتراوح بين القيم السابقة ويمكنها البقاء على الحياة 45 – 90 دقيقة من بدء الاستقلاب اللاهوائي

مبدا Fick:

ان مبدا Fickيصف المكونات اللازمة للأكسية داخل الجسم وهناك ثلاثة مكونات

4) تحميل الأكسجين الى الكريات الحمراء لا RBCs
5) وصول RBCs الى خلايا النسج
6) تنزيل والتخلي عن الاكسجين الى خلايا الجسم

وبالتالي يجب التركيز من قبل اخصائي الرعاية الطارئة عند المصاب على:

4) المحافظة على مجرى الهواء مفتوحا وكفاية التهوية وهذا يطابق المكون الأول تحميل الكريات الحمر بالأكسجين
5) لاستخدام بحكمة وحزم لتزويد الاكسجين كجزء من تهوية المصاب
6) المحافظة على تروية كافية وبالتالي تزويد الانسجة بالأكسجين

أنواع الصدمة

هناك ثلاث 1-الحجم ضمن الاوعية أصغر من الحجم الطبيعي

g- نقص في حجم السوائل والشوارد

التجفاف

h- فقدان في الدم والسوائل

الصدمة النزفية

2-صدمة سوء الانتشار

الفراغ الوعائي أكبر من الطبيعي

i- الصدمة العصبية (هبوط الضغط)

j- الصدمة الوعائية المبهمة

k- الصدمة الانتانية

l- الصدمة التحسسية

3-الصدمة القلبية فشل الضخ

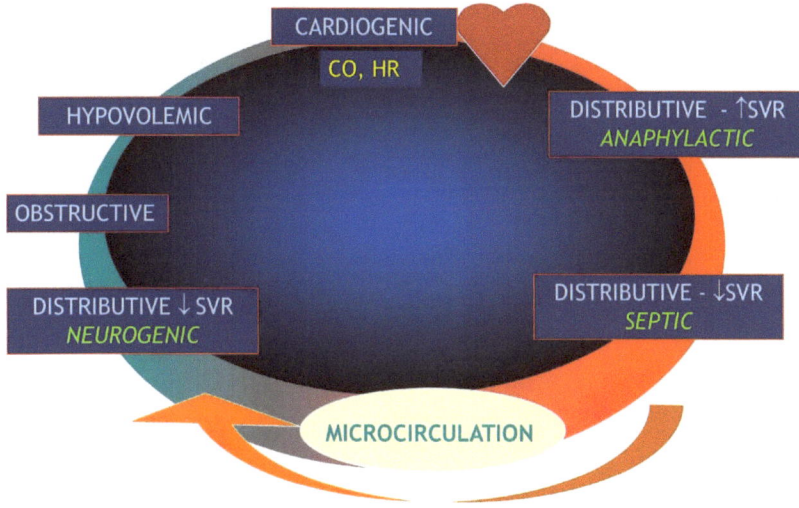

صدمة نقص الحجم

ان الفقدان الحرج لحجم الدم فيما إذا كان تجفاف (فقدان سوائل وشوارد) او إذا كان نزفا (فقدان في البلازما والكريات الحمراء) سيؤدي الى خلل التوازن في العلاقة بين حجم السوائل وحجم الوعاء (المحتوى) وهنا حجم الوعاء نفسه لكن كمية السوائل انخفضت. وان صدمة نقص الحجم هي أكثر أنواع الصدمات شيوعا في مرحلة ما قبل المشفى وفقدان الدم هو أحد مسببات هذه الصدمة في مرضى الرضوض واخطرها.

عندما يفقد الدم من الدورة الدموية يستجيب القلب برفع الحصيل القلبي عن طريق افراز الادرينالين من قشر الكظر ويفرز النورادرينالين من الجهاز الودي لتضييق الاوعية الدموية . وان تضييق الاوعية الدموية سينتج عنه انغلاق الشعيرات الدموية الذي سيؤدي الى إنقاص سريان الاكسجين وبالتالي سيتحول الاستقلاب من الهوائي الى اللاهوائي. وبفشل الاليات المعوضة وهي علامة تؤشر على قرب الموت. وإذا كان هناك إنعاش للصدمة سيكون الامر جيد والا سيدخل المصاب في الصدمة اللاعكوسة وبالتالي الموت .

الصدمة النزفية

يمكن تصنيفها الى أربعة مستويات حسب خطورتها على الشكل التالي

Class of haemorrhagic shock				
	I	II	III	IV
Blood loss (mL)	Up to 750	750–1500	1500–2000	> 2000
Blood loss (% blood volume)	Up to 15	15–30	30–40	> 40
Pulse rate (per minute)	< 100	100–120	120–140	> 140
Blood pressure	Normal	Normal	Decreased	Decreased
Pulse pressure (mm Hg)	Normal or increased	Decreased	Decreased	Decreased
Respiratory rate (per minute)	14–20	20–30	30–40	> 35
Urine output (mL/hour)	> 30	20–30	5–15	Negligible
Central nervous system/ mental status	Slightly anxious	Mildly anxious	Anxious, confused	Confused, lethargic

وان المعالجة الناجحة لهذه الصدمة تكمن في إيقاف النزيف والتعويض ويمكن المعاوضة بسوائل تحوي الاملاح والاماهة المتوسطة والمعتدلة يمكن ادراجها في العلاج بواسطة تزويد السوائل الكهرالية أيضا ويمكن تناولها عن طريق الفم للمريض الواعي. اما بالنسبة للمصابين الغير واعيين او متدهوري الحالة السريرية يجب اعاضتها وريديا.

وعلى اخصائي الرعاية الطارئة إيقاف النزف الخارجي والبدء بتسريب السوائل الوريدية والنقل السريع اما إعطاء الدم فيمكن تعويضه إذا كان متاحا وسنتكلم عنه فيما بعد

وأثبتت الدراسات ان 1/3 – 1/4 كمية السوائل الكرستالية سوية التوتر المعطاة تبقى في الحيز الوعائي بعد فقط 30-60 دقيقة من الاعطاء ولذا يمكن إعطاء ثلاث اضعاف الكمية المفقودة، وان إعطاء هذه السوائل التي تحوي الكهارل هو الاجراء الأفضل قبل إعطاء الدم. ان الاعاضة الزائدة للسوائل الكرستالية وبكميات محدودة سيؤدي الى حصول الوذمة التي ستقلل من تبادل الاكسجين. ان الهدف من هذه السوائل ليس رفع الضغط الشرياني الى المستويات الطبيعية وانما الحفاظ على التروية واستمرار تزويد الانسجة بالأكسجين المحمول على الكريات الحمراء

وان السائل المفضل في الصدمة النزفية هر LR رينجر لاكتات. وان N.S السائل الملحي هو لاعاضة الحجم أيضا بعد الرينجر لاكتات ويمكن ان يسبب السيروم الملحي فرط الكلور الذي يمكن ان يقود الى حماض.

اثبتت الدراسات الحديثة انه بوجود فقدان الدم فان الاجراء الأمثل هو اعاضة الدم الكلي قدر الإمكان وان الخطوة الأولى هي إعطاء الكريات الحمر المكثفة والبلازما بنسبة 1=1 او 1=2 وهو اجراء عند وجود الحالات المدنية الصفيحات الدموية والبلازما المجمدة وعوامل التخثر الأخرى يمكن اضافتها حسب الحاجة. وان البلازما تحوي العديد من عوامل التخثر والمحتويات الأخرى التي تسهم في ضبط فقدان الدم من الاوعية الدموية الغيرة وهناك 13 عامل في شلالات التخثر.

وفي المصاب ذو الفقد الكبير للدم من الاوعية الدموية الكبيرة يتطلب ذلك تدخلا جراحيا طارئا وفي بعض الأحيان نتدخل عليه بشكل طارئ بالإسفنجات المانعة النزيف.

صدمة سوء الانتشار

ان صدمة سوء الانتشار او الصدمة التوسعية الوعائية تحدث عندما يكبر الوعاء بدون توسع مناسب في حجم السوائل، وهنا التغير يتناقص الحمل القبلي وبالتالي نقص نتاج القلب وتبقى هنا التروية الدموية للجهاز العصبي جيدة على الرغم من انخفاض الضغط..........

يمكن ان تحصل أيضا من فقدان الضبط العصبي للعضلات الملساء الذي يسيطر على حجم الوعاء الدموي. وهذا ما قد ينجم عن رضوض الحبل الشوكي والعلاج الأمثل هو تحسين الأكسجة والمحتفظة على جريان الدم الى الدماغ والأعضاء الحيوية

الصدمة العصبية

او ما تسمى الصدمة العصبية لهبوط الضغط. وهي تحصل عند اذية الحبل الشوكي الذي يؤدي الى قطع الاعصاب الودية وغالبا عند المنطقة الظهرية القطنية، فتفقد السيطرة على الجهاز الوعائي والاوعية المحيطية تتوسع أسفل الاذية. هنا الخلل في توسع الاوعية على الرغم من وجود حجم ملائم وهنا غالبا لا تؤثر بشكل كبير على انتاج الطاقة في الجسم , وان تناقص الضغط الانقباضي والانبساطي وتضيق ضغط النبض يوصف صدمة نقص الحجم اما في الصدمة العصبية على الرغم من تناقص الضغط الانقباضي والانبساطي فان ضغط النبض يبقى طبيعيا او متسعا.

في صدمة نقص الحجم يصبح المريض باردا وشاحبا مزرق الجلد وهناك تأخير في زمن عودة الامتلاء الشعري بينما في الصدمة العصبية يكون المريض دافئا جلده جاف وخاصة تحت الاذية. والنبض يكون ضعيفا وسريعا في صدمة نقص الحجم اما في الصدمة العصبية فيكون النبض متباطئ (بسبب انقطاع الاعصاب الودية واذيتها). وصدمة نقص الحجم تؤدي الى تناقص الوعي (LOC) او قلق وفي حالة غياب الرض الدماغي سيكون المصاب واعيا في الصدمة العصبية.

الصدمة الوعائية المبهمة

تحدث غالبا من خلال الجهاز العصبي نظير الودي من خلال الجهاز العصبي نظير الودي من خلال نشاط العصب المبهم (العاشر) الذي يؤدي الى بطء القلب وأيضا يحصل التوسع الوعائي وهبوط الضغط وبالتالي نقص نتاج القلب وانخفاض مستوى التروية للدماغ والأعضاء النبيلة. الاغماء الوعائي المبهم يحصل عندما يفقد المريض وعيه، وبالمقارن مع الصدمة العصبية فهنا يكون تباطؤ القلب والتوسع يكون محدود جدا ولبضع دقائق اما في العصبية قد يستمر عدة أيام وهنا يكون ضغط المريض طبيعيا عندما يكون وضع المريض افقيا. لأنها تكون على شكل نوبات وغير موافقة لشروط الصدمة الحقيقية

الصدمة الانتانية

تظهر هذه الصدمة في المرضى ذوي الانتانات الشديدة وان السيتوكسين يتحرر نتيجة الانتان مسببا اذية لجدران الاوعية ومسببا التمدد للأوعية المحيطية مسببا النقص في السوائل من الاوعية الشعرية الى داخل الخلية. ولذلك تتضمن هذه الصدمة مواصفات صدمة سوء التوزيع وصدمة نقص الحجم. والحمل البعدي يتناقص بسبب التوسع وفقدان السوائل وبالتالي هبوط الضغط فيما إذا لم يستطيع القلب المعاوضة طويلا.

الصدمة التحسسية

انها صدمة خطيرة وممهدة للحياة تؤدي الى توسع الاوعية واحمرار في الجلد وحكة وبثرات تدهور في الحالة التنفسية وانسداد مجرى الهواء وتناقص حالة الوعي والعلاج بإعطاء الابنيفرين ومضادات الهيستامين والسيتروئيدات في المشفى

الصدمة القلبية

فشل القلب نتيجة اذية اما بشكل مباشر او غير مباشر

الأسباب الداخلية

اضرار العضلات القلبية

ان اعي عملية تؤدي لضعف عضلات القلب ستؤثر في النتاج القلبي. كما يحصل في الاحتشاءات الاكليلية او كما يحصل في رضوض العضلة القلبية، الدورات المتكررة ستحصل بشكل غير متوقع

الشكل الثاني نقص الأكسجة سيؤدي الى نقص القلوصية ونقص نتاج القلب ونقصان التروية المجموعية وبسبب استمرارية نقص الأكسجة سيؤدي ذلك الى متعاقبة الدورات المتكررة.

اضطرابات نظم القلب

ان تطور اضطراب النظم القلبية يمكن ان يؤثر بشكل كافي على القلوصية القلبية وبالتالي يؤثر في جهاز التروية المجموعي , وان نقص الأكسجة يمكن ان يؤدي الى نقص التروية للعضلات وبالتالي اضطراب النظم القلبية كما في التقبضات الباكرة والتسرع القلبي , ولان الحصيل القلبي ينتج عن حجم الدفقة مع كل تقلص (حجم الضربة) وان أي اضطراب نظم يمكن ان ينتج بطء في معدل التقلصات (بطء النبض) او قصر في زمن الامتلاء البطيني الايسر (تسرع القلب) ويمكن ان ينقص وهذا المريض سيتطور لديه قصور قلبي احتقاني (CHF) وتظاهراته السريرية على شكل وذمة رئوية, صدمة قلبية , وان وجود النفخات هي الدليل على حصولها.

الأسباب الخارجية

السطام القلبي (التاموري)

ان وجود كمية من السوائل ضمن كيس التامور ستمنع القلب من إعادة الامتلاء خلال الانبساط بشكل كامل، وفي حالة الرضوض فان الدم ينساب الى كيس التامور وان جدران البطين لا تستطيع التمدد بشكل كامل وبالإضافة ضمن هذا السياق فان العضلات لن تستطيع التمطط وبالتالي غياب او نقص كبير في التقلص القلبي. وفي حال الاذيات القلبية النافذة ستنساب كمية أكبر من الدم مع كل تقلص قلبي وسينقص الحمل القبلي ويمكن ان تؤدي هذ الاحداث الى الصدمة والموت بشكل متسارع

استرواح الصدر الضاغط

عندما يصبح جوف الصدر مليئا بالهواء المضغوط ستنخمص الرئة وستمكون هناك إعاقة كبيرة لإعادة امتلاء بالهواء مرة أخرى وسينقص جريان الدم الى الرئتين. واما إذا كان ضغط الهواء الداخلي في الصدر كبيرا كفاية سينزاح المنصف باتجاه المنطقة السليمة وان الضغط والثني (الالتواء) للوريدين الاجوف السفلي والعلوي وازدياد

مقاومة الاوعية الرئوية سيعيق بشدة العود الوريدي للقلب مؤديا الى نقص كبير في الحمل القبلي. ويسبب إعاقة عود الامتلاء سيفقد القلب عمله كمضخة، وبالتالي حدوث الصدمة القلبية

تدبير الصدمة

يجب تشخيص حالة الصدمة والمبادرة إلى معالجتها
بسرعة، لان التأخر في ذلك يهيئ لحدوث قصور الأعضاء المتعدد MOF. ويعتمد تدبير هذه الحالة على الأسس التالية:

ـ المحافظة على سلوك المجاري التنفسية واعطاء الاكسجين، وقد يتطلب الأمر وضع مسلك هوائي airways في الفم والبلعوم أو تنبيب الرغامى (وضع أنبوب فيها).

ـ معالجة السبب الذي أدى للصدمة مثل تعيين مصدر النزف وارقاؤه (جرح نازف، قرحة هضمية نازفة) ومكافحة الخمج في حالة الإنتان الدموي، ويجب في هذه الحالة التفتيش عن مصدر الخمج بكل الوسائل المتاحة، وتعيين الجرثوم المسبب، وتعديل المعالجة بالصادات في ضوء حساسية الجرثوم.

ـ تعويض نقص الحجم الذي يزيد من نتاج القلب وهو أمر مهم في صدمة نقص الحجم، إلا أنه واجب أيضاً في الصدمة الانتانية والصدمة التأقية بسبب التوسع الوعائي الذي يحدث فيها. يجب أن يتم تعويض نقص الحجم بسرعة (خلال دقائق أو ساعات) تجنباً لحدوث قصور الكلية، إلا أنه يجب الاحتياط من حدوث فرط الحجم الذي يهيئ لحدوث وذمة الرئة. يتم تعويض حجم الدم بإعطاء الدم الكامل أو المصول الملحية أو المحاليل الغروانية colloid solutionالتي يستمر تأثيرها في زيادة حجم الدم مدة أطول.

ـ مقويات العضلة القلبية inotropic agents.
يُضعِف نقص الاكسجة قدرة العضلة القلبية على التقلص (القلوصية contractibility) مما يستدعي إعطاء مقويات العضلة القلبية مثل الأدرينالين والنورادرينالين، إلا إن أكثر مقويات القلب شيوعاً هي
الدوبامينdopamine والدوبكسامين dopexamine والدوبيوتامين dobutamine. وقد يتطلب الأمر إشراك أكثر من دواء واحد من هذه المجموعة مثل إعطاء النورادرينالين مع الدوبامين.

ـ مقبضات الأوعية vasoconstrictors وبخاصة الفازوبرسين، وهو هرمون تفرزه النخامى، إذ بينت الدراسات الحديثة أن له تأثيراً جيداً في صدمة التوسع الوعائي ورفع الضغط المنخفض.

تعريف الصدمة

بالرغم من ان لها العديد من التعريفات فان الصدمة يمكن التعبير عنها بانها نقص التروية العامة الخلوية التي تنتج عن تروية غير كافية من الاوكسجين للخلايا والتي لا تلبي الحاجات الاستقلابية الخلوية.

وبالاستناد الى هذا التعريف يمكن تصنيف الصدمة الى صدمة متعلقة بمتطلبات التروية الخلوية وصدمة متعلقة بالأكسجة. فهم التغيرات الخلوية الحالة خلال ضعف التروية الدموية كما في الغدد الصماء – الاوعية الدموية الدقيقة – الجهاز القلبي الوعائي – الانسجة والتأثيرات النهائية على الأعضاء أيضا سيساعد في وضع استراتيجيات العلاج المباشر.

وان الفهم الجيد لآلية الصدمة سيمكنك من فهم الفيزيولوجيا المرضية وخلل عمل الأعضاء المرافق ومن الهام جدا على مقدم الرعاية الطبية الطارئة ان يسمو عن تعريف الصدمة بهبوط الضغط او تسرع النبض او البرودة او الجلد الشاحب وهي ظواهر عضوية داخلية تعكس عملية الاعتلال المسماة الصدمة. وان التعريف الصحيح للصدمة ((نقص تروية نسيجي(الأكسجة) عند مستوى الخلية الذي يقودها الى الاستقلاب اللاهوائي وخسارة انتاج الطاقة التي تدعم الحياة)) وعلى فريق الطوارئ فهم الاليات ومن ثم تقديم خطة العلاج لمنع حدوث الصدمة اللاعكوسة.

الصدمة يمكنها قتل المصابين في الميدان او في اقسام الطوارئ غرفة العمليات وحدة العناية المركزة. ويمكن تأخير حصول الموت الحقيقي لعدة ساعات او أيام او أسابيع والسبب هو عدم تقديم الإنعاش الطارئ

الاستقلاب (محرك الجسم البشري)

يتألف جسم الانسان من أكثر من 100مليون خلية وكل من هذه الخلايا يتطلب الاوكسجين لوظيفة وإنتاج الطاقة. الخلايا تأخذ الاكسجين وتستقلبه من خلال عمليات فسيولوجية معقدة لإنتاج الطاقة، والاستقلاب يتطلب o2 وعلى الخلايا ان تملك الوقود (الغلوكوز) لإتمام هذه العملية، وكأي عملية احتراق فانه يوجد نواتج وفضلات. وفي الجسم الاوكسجين والغلوكوز يستقلبان لإنتاج الطاقة والماء h2o وثاني أوكسيد الكربون (co2) وهي تشبه الى حد ما تلك العملية التي تحدث لمحرك السيارة عندما يمتزج البنزين والهواء ويحترقان وتنتج الطاقة وهنا ثاني

أوكسيد الكربون يتشكل كناتج ثانوي لمحرك يدفع بالسيارة والكهرباء تتولد وتستخدم الأضواء لتنير الطريق كله ناتج عن احتراق البنزين لانتاج الطاقة.

(الاستقلاب الهوائي)

يوصف بانه استخدام الاوكسجين من قبل الخلايا وهذا الشكل من الاستقلاب هو مبدا الجسم لعملية الاحتراق وهو ينتج الطاقة باستخدام $o2$ بعملية معقدة تدعى (حلقة كريبس)

(الاستقلاب اللاهوائي)

يوصف بعدم استخدام الاوكسجين من قبل الخلايا وهو نظام طاقة بديل في الجسم ويستخدم مخزون الجسم من الدهون كمصدر للطاقة .

كما في السيارة عند نفاذ البنزين و الهواء يمكن للسيارة استخدام كهرباء البطارية للسير ولكن بقدر تخزين البطارية للكهرباء . وهذه الطاقة تسير المركبة بكفاءة اقل ومسافة اقل أيضا بالمقارنة مع احتراق الوقود والهواء , وستعود المركبة للسير بقوة اذا زودنا الوقود لها.

بالمقابل فان الجسم البشري عند استخدامه للطاقة البديلة بالاستقلاب اللاهوائي فهي غير مفيدة كما في السيارة وهي محدودة لفترة قصيرة ولا تنتج طاقة كبيرة وهي تسبب الضرر للجسم وقد تكون غير عكوسة .

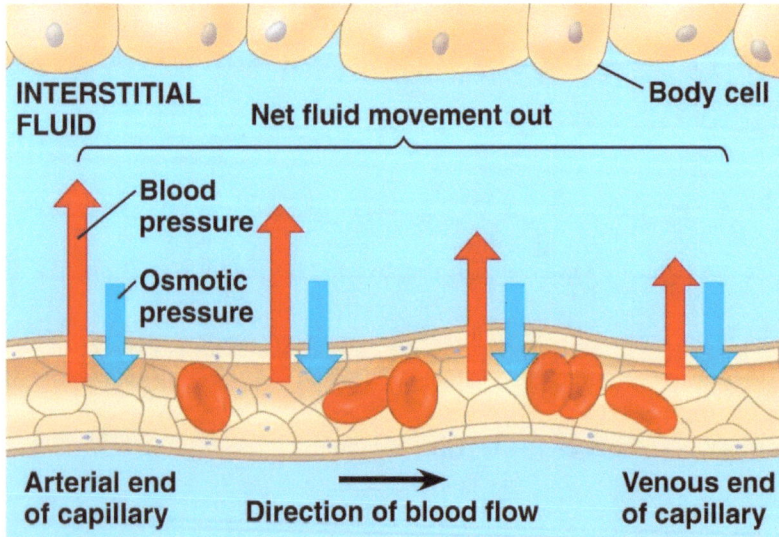

وان الانتاج الثانوي عن الاستقلاب اللاهوائي هو حمض اللبن. بالإضافة الى ان الطاقة ستنخفض 15 مرة. وإذا لم وإذا لم يصبح الاستقلاب اللاهوائي عكوسا بسرعة لن تستطيع الخلايا إتمام وظيفتها وستموت. وإذا مات عدد كاف من الخلايا في عضو ما فان ذلك العضو سوف يحجم عن وظيفته والعدد المتبقي من الخلايا قد يكون بمقدوره أولا على اكمال وظيفة العضو وعلى سبيل المثال فالشخص الذي يعاني من النوبة القلبية فان جريان الدم والاوكسجين سينزاح الى جزء واحد من العضلة القلبية وبعض الخلايا القلبية ستموت وبالتالي نقص نتاج القلب ونقص تزويد الاوكسجين اثناء راحة القلب وإذا لم تستطيع باقي الخلايا الحية تلبية متطلبات ضخ الدم وسيؤدي ذلك الى فشل القلب.

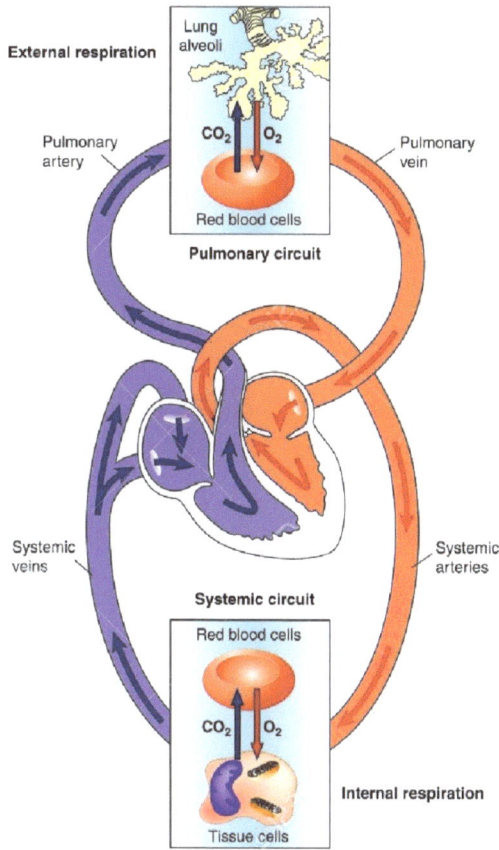

External respiration

Lung alveoli

Pulmonary artery

Pulmonary vein

CO_2 O_2

Red blood cells

Pulmonary circuit

Systemic veins

Systemic arteries

Systemic circuit

Red blood cells

CO_2 O_2

Internal respiration

Tissue cells

مثال اخر لحصول عملية الموت في الكليتين، فعندما تتأذى الكليتين او تحرم من التزود الكافي بالأكسجين ستموت بعض الخلايا وسيتناقص المستوى الوظيفي. الخلايا الأخرى يمكن ان تكافح لاستمرار وظيفتها قبل موتها. وإذا مات عدد كاف من الخلايا سيؤدي ذلك الى ضعف الكلية بإزالة نواتج الاستقلاب والمواد الضارة الناتجة عن الاستقلاب وإذا استمر هذا الانحدار الوظيفي الجهازي سيموت عضو بعد اخر حتى الموت العضوي. وان الفترة بين موت هذه الخلايا وموت الأعضاء قد يمتد من 2 – 3 أسابيع بعد الضرر الخلوي من نقص الأكسجة ونقص التروية خلال الدقائق الأولى التي تؤدي الى الوفاة. وعلى اخصائي الرعاية الطبية ان يكافح لمنع نقص الأكسجة ونقص التروية في مرحلة ما قبل المشفى وكل هذه الإجراءات تحصل في (الساعة الذهبية). ان حساسية الخلايا لنقص الاوكسجين والاستخدام المعيب للاستقلاب اللاهوائي يتفاوت من عضو الى اخر. وهذه الحساسية تدعى (الاقفار) Ischemic (نقص الاكسجين) وأعظمها حساسية هو الدماغ – القلب – الرئتين وسيبدأ الاستقلاب اللاهوائي خلال 4 – 6 دقائق. الجلد والنسيج العضلي لديه حساسية أطول للإقفار تبلغ حوالي4 – 6 ساعات. الأعضاء الداخلية للبطن تتراوح بين القيم السابقة ويمكنها البقاء على الحياة 45 – 90 دقيقة من بدء الاستقلاب اللاهوائي

مبدا Fick:

ان مبدا Fick يصف المكونات اللازمة للأكسية داخل الجسم وهناك ثلاثة مكونات

7) تحميل الأكسجين الى الكريات الحمراء لا RBCs

8) وصول RBCs الى خلايا النسج

9) تنزيل والتخلي عن الاكسجين الى خلايا الجسم

وبالتالي يجب التركيز من قبل اخصائي الرعاية الطارئة عند المصاب على:

7) المحافظة على مجرى الهواء مفتوحا وكفاية التهوية وهذا يطابق المكون الأول تحميل الكريات الحمر بالأكسجين

8) لاستخدام بحكمة وحزم لتزويد الاكسجين كجزء من تهوية المصاب

9) المحافظة على تروية كافية وبالتالي تزويد الانسجة بالأكسجين

أنواع الصدمة

هناك ثلاث 1-الحجم ضمن الاوعية أصغر من الحجم الطبيعي

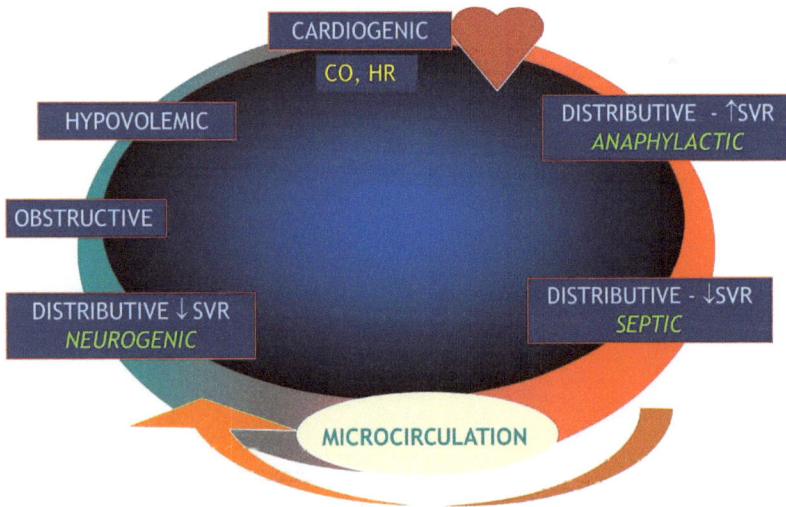

m- نقص في حجم السوائل والشوارد

التجفاف

n- فقدان في الدم والسوائل

الصدمة النزفية

2-صدمة سوء الانتشار

الفراغ الوعائي أكبر من الطبيعي

o- الصدمة العصبية (هبوط الضغط)

p- الصدمة الوعائية المبهمة

q- الصدمة الانتانية

r- الصدمة التحسسية

3-الصدمة القلبية فشل الضخ

صدمة نقص الحجم

ان الفقدان الحرج لحجم الدم فيما إذا كان تجفاف (فقدان سوائل وشوارد) او إذا كان نزفا (فقدان في البلازما والكريات الحمراء) سيؤدي الى خلل التوازن في العلاقة بين حجم السوائل وحجم الوعاء (المحتوى) وهنا حجم الوعاء نفسه لكن كمية السوائل انخفضت. وان صدمة نقص الحجم هي أكثر أنواع الصدمات شيوعا في مرحلة ما قبل المشفى وفقدان الدم هو أحد مسببات هذه الصدمة في مرضى الرضوض واخطرها.

عندما يفقد الدم من الدورة الدموية يستجيب القلب برفع الحصيل القلبي عن طريق افراز الادرينالين من قشر الكظر ويفرز النورادرينالين من الجهاز الودي لتضييق الاوعية الدموية . وان تضييق الاوعية الدموية سينتج عنه انغلاق الشعيرات الدموية الذي سيؤدي الى إنقاص سريان الاكسجين وبالتالي سيتحول الاستقلاب من الهوائي الى اللاهوائي. وبفشل الاليات المعوضة وهي علامة تؤشر على قرب الموت. وإذا كان هناك إنعاش للصدمة سيكون الامر جيد والا سيدخل المصاب في الصدمة اللاعكوسة وبالتالي الموت .

الصدمة النزفية

يمكن تصنيفها الى أربعة مستويات حسب خطورتها على الشكل التالي

Class of haemorrhagic shock				
	I	II	III	IV
Blood loss (mL)	Up to 750	750–1500	1500–2000	> 2000
Blood loss (% blood volume)	Up to 15	15–30	30–40	> 40
Pulse rate (per minute)	< 100	100–120	120–140	> 140
Blood pressure	Normal	Normal	Decreased	Decreased
Pulse pressure (mm Hg)	Normal or increased	Decreased	Decreased	Decreased
Respiratory rate (per minute)	14–20	20–30	30–40	> 35
Urine output (mL/hour)	> 30	20–30	5–15	Negligible
Central nervous system/ mental status	Slightly anxious	Mildly anxious	Anxious, confused	Confused, lethargic

وان المعالجة الناجحة لهذه الصدمة تكمن في إيقاف النزيف والتعويض ويمكن المعاوضة بسوائل تحوي الاملاح والاماهة المتوسطة والمعتدلة يمكن ادراجها في العلاج بواسطة تزويد السوائل الكهرالية أيضا ويمكن تناولها عن طريق الفم للمريض الواعي. اما بالنسبة للمصابين الغير واعيين او متدهوري الحالة السريرية يجب اعاضتها وريديا.

وعلى اخصائي الرعاية الطارئة إيقاف النزف الخارجي والبدء بتسريب السوائل الوريدية والنقل السريع اما إعطاء الدم فيمكن تعويضه إذا كان متاحا وسنتكلم عنه فيما بعد

وأثبتت الدراسات ان 1/3 – 1/4 كمية السوائل الكرستالية سوية التوتر المعطاة تبقى في الحيز الوعائي بعد فقط 30-60 دقيقة من الاعطاء ولذا يمكن إعطاء ثلاث اضعاف الكمية المفقودة، وان إعطاء هذه السوائل التي تحوي الكهارل هو الاجراء الأفضل قبل إعطاء الدم. ان الاعاضة الزائدة للسوائل الكرستالية وبكميات محدودة سيؤدي الى حصول الوذمة التي ستقلل من تبادل الاكسجين. ان الهدف من هذه السوائل ليس رفع الضغط الشرياني الى المستويات الطبيعية وانما الحفاظ على التروية واستمرار تزويد الانسجة بالأكسجين المحمول على الكريات الحمراء

وان السائل المفضل في الصدمة النزفية هر LR رينجر لاكتات. وان N.S السائل الملحي هو لاعاضة الحجم أيضا بعد الرينجر لاكتات ويمكن ان يسبب السيروم الملحي فرط الكلور الذي يمكن ان يقود الى حماض.

اثبتت الدراسات الحديثة انه بوجود فقدان الدم فان الاجراء الأمثل هو اعاضة الدم الكلي قدر الإمكان وان الخطوة الأولى هي إعطاء الكريات الحمر المكثفة والبلازما بنسبة 1=1 او 1=2 وهو اجراء عند وجود الحالات المدنية الصفيحات الدموية والبلازما المجمدة وعوامل التخثر الأخرى يمكن اضافتها حسب الحاجة. وان البلازما تحوي العديد من عوامل التخثر والمحتويات الأخرى التي تسهم في ضبط فقدان الدم من الاوعية الدموية الغيرة وهناك 13 عامل في شلالات التخثر.

وفي المصاب ذو الفقد الكبير للدم من الاوعية الدموية الكبيرة يتطلب ذلك تدخلا جراحيا طارئا وفي بعض الأحيان نتدخل عليه بشكل طارئ بالإسفنجات المانعة النزيف.

صدمة سوء الانتشار

ان صدمة سوء الانتشار او الصدمة التوسعية الوعائية تحدث عندما يكبر الوعاء بدون توسع مناسب في حجم السوائل، وهنا التغير يتناقص الحمل القبلي وبالتالي نقص نتاج القلب وتبقى هنا التروية الدموية للجهاز العصبي جيدة على الرغم من انخفاض الضغط..........

يمكن ان تحصل أيضا من فقدان الضبط العصبي للعضلات الملساء الذي يسيطر على حجم الوعاء الدموي. وهذا ما قد ينجم عن رضوض الحبل الشوكي والعلاج الأمثل هو تحسين الأكسجة والمحتفظة على جريان الدم الى الدماغ والأعضاء الحيوية

الصدمة العصبية

او ما تسمى الصدمة العصبية لهبوط الضغط. وهي تحصل عند اذية الحبل الشوكي الذي يؤدي الى قطع الاعصاب الودية وغالبا عند المنطقة الظهرية القطنية، فتفقد السيطرة على الجهاز الوعائي والاوعية المحيطية تتوسع أسفل الاذية. هنا الخلل في توسع الاوعية على الرغم من وجود حجم ملائم وهنا غالبا لا تؤثر بشكل كبير على انتاج الطاقة في الجسم , وان تناقص الضغط الانقباضي والانبساطي وتضيق ضغط النبض يوصف صدمة نقص الحجم اما في الصدمة العصبية على الرغم من تناقص الضغط الانقباضي والانبساطي فان ضغط النبض يبقى طبيعيا او متسعا.

في صدمة نقص الحجم يصبح المريض باردا وشاحبا مزرق الجلد وهناك تأخير في زمن عودة الامتلاء الشعري بينما في الصدمة العصبية يكون المريض دافئا جلده جاف وخاصة تحت الاذية. والنبض يكون ضعيفا وسريعا في صدمة نقص الحجم اما في الصدمة العصبية فيكون النبض متباطئ (بسبب انقطاع الاعصاب الودية واذيتها). وصدمة نقص الحجم تؤدي الى تناقص الوعي (LOC) او قلق وفي حالة غياب الرض الدماغي سيكون المصاب واعيا في الصدمة العصبية.

الصدمة الوعائية المبهمة

تحدث غالبا من خلال الجهاز العصبي نظير الودي من خلال الجهاز العصبي نظير الودي من خلال نشاط العصب المبهم (العاشر) الذي يؤدي الى بطء القلب وأيضا يحصل التوسع الوعائي وهبوط الضغط وبالتالي نقص نتاج القلب وانخفاض مستوى التروية للدماغ والأعضاء النبيلة. الاغماء الوعائي المبهم يحصل عندما يفقد المريض وعيه، وبالمقارن مع الصدمة العصبية فهنا يكون تباطؤ القلب والتوسع يكون محدود جدا ولبضع دقائق اما في العصبية قد يستمر عدة أيام وهنا يكون ضغط المريض طبيعيا عندما يكون وضع المريض افقيا. لأنها تكون على شكل نوبات وغير موافقة لشروط الصدمة الحقيقية

الصدمة الانتانية

تظهر هذه الصدمة في المرضى ذوي الانتانات الشديدة وان السيتوكسين يتحرر نتيجة الانتان مسببا اذية لجدران الاوعية ومسببا التمدد للأوعية المحيطية مسببا النقص في السوائل من الاوعية الشعرية الى داخل الخلية. ولذلك تتضمن هذه الصدمة مواصفات صدمة سوء التوزيع وصدمة نقص الحجم. والحمل البعدي يتناقص بسبب التوسع وفقدان السوائل وبالتالي هبوط الضغط فيما إذا لم يستطيع القلب المعاوضة طويلا.

الصدمة التحسسية

انها صدمة خطيرة وممهدة للحياة تؤدي الى توسع الاوعية واحمرار في الجلد وحكة وبثرات تدهور في الحالة التنفسية وانسداد مجرى الهواء وتناقص حالة الوعي والعلاج بإعطاء الابنيفرين ومضادات الهيستامين والسيتروئيدات في المشفى

الصدمة القلبية

فشل القلب نتيجة اذية اما بشكل مباشر او غير مباشر

الأسباب الداخلية

اضرار العضلات القلبية

ان اعي عملية تؤدي لضعف عضلات القلب ستؤثر في النتاج القلبي. كما يحصل في الاحتشاءات الاكليلية او كما يحصل في رضوض العضلة القلبية، الدورات المتكررة ستحصل بشكل غير متوقع

الشكل الثاني نقص الأكسجة سيؤدي الى نقص القلوصية ونقص نتاج القلب ونقصان التروية المجموعية وبسبب استمرارية نقص الأكسجة سيؤدي ذلك الى متعاقبة الدورات المتكررة.

اضطرابات نظم القلب

ان تطور اضطراب النظم القلبية يمكن ان يؤثر بشكل كافي على القلوصية القلبية وبالتالي يؤثر في جهاز التروية المجموعي , وان نقص الأكسجة يمكن ان يؤدي الى نقص التروية للعضلات وبالتالي اضطراب النظم القلبية كما في التقبضات الباكرة والتسرع القلبي , ولان الحصيل القلبي ينتج عن حجم الدفقة مع كل تقلص (حجم الضربة) وان أي اضطراب نظم يمكن ان ينتج بطء في معدل التقلصات (بطء النبض) او قصر في زمن الامتلاء البطيني

الايسر (تسرع القلب) ويمكن ان ينقص وهذا المريض سيتطور لديه قصور قلبي احتقاني (CHF) وتظاهراته السريرية على شكل وذمة رئوية, صدمة قلبية , وان وجود النفخات هي الدليل على حصولها.

الأسباب الخارجية

السطام القلبي (التاموري)

ان وجود كمية من السوائل ضمن كيس التامور ستمنع القلب من إعادة الامتلاء خلال الانبساط بشكل كامل، وفي حالة الرضوض فان الدم ينساب الى كيس التامور وان جدران البطين لا تستطيع التمدد بشكل كامل وبالإضافة ضمن هذا السياق فان العضلات لن تستطيع التمطط وبالتالي غياب او نقص كبير في التقلص القلبي. وفي حال الاذيات القلبية النافذة ستنساب كمية أكبر من الدم مع كل تقلص قلبي وسينقص الحمل القبلي ويمكن ان تؤدي هذ الاحداث الى الصدمة والموت بشكل متسارع

استرواح الصدر الضاغط

عندما يصبح جوف الصدر مليئا بالهواء المضغوط ستنخمص الرئة وستمكون هناك إعاقة كبيرة لإعادة امتلاء بالهواء مرة أخرى وسينقص جريان الدم الى الرئتين. واما إذا كان ضغط الهواء الداخلي في الصدر كبيرا كفاية سينزاح المنصف باتجاه المنطقة السليمة وان الضغط والثني (الالتواء) للوريدين الاجوف السفلي والعلوي وازدياد مقاومة الاوعية الرئوية سيعيق بشدة العود الوريدي للقلب مؤديا الى نقص كبير في الحمل القبلي. ويسبب إعاقة عود الامتلاء سيفقد القلب عمله كمضخة، وبالتالي حدوث الصدمة القلبية

تدبير الصدمة

يجب تشخيص حالة الصدمة والمبادرة إلى معالجتها بسرعة، لان التأخر في ذلك يهيئ لحدوث قصور الأعضاء المتعدد MOF. ويعتمد تدبير هذه الحالة على الأسس التالية:

- المحافظة على سلوك المجاري التنفسية واعطاء الاكسجين، وقد يتطلب الأمر وضع مسلك هوائي airways في الفم والبلعوم أو تنبيب الرغامى (وضع أنبوب فيها).

- معالجة السبب الذي أدى للصدمة مثل تعيين مصدر النزف وارقاؤه (جرح نازف، قرحة هضمية نازفة) ومكافحة الخمج في حالة الإنتان الدموي، ويجب في هذه الحالة التفتيش عن مصدر الخمج بكل الوسائل المتاحة، وتعيين الجرثوم المسبب، وتعديل المعالجة بالصادات في ضوء حساسية الجرثوم.

ـ تعويض نقص الحجم الذي يزيد من نتاج القلب وهو أمر مهم في صدمة نقص الحجم، إلا أنه واجب أيضاً في الصدمة الانتانية والصدمة التأقية بسبب التوسع الوعائي الذي يحدث فيها.

يجب أن يتم تعويض نقص الحجم بسرعة (خلال دقائق أو ساعات) تجنباً لحدوث قصور الكلية، إلا أنه يجب الاحتياط من حدوث فرط الحجم الذي يهيئ لحدوث وذمة الرئة. يتم تعويض حجم الدم بإعطاء الدم الكامل أو المصول الملحية أو المحاليل الغروانية colloid solution التي يستمر تأثيرها في زيادة حجم الدم مدة أطول.

ـ مقويات العضلة القلبية inotropic agents.

يُضعِف نقص الاكسجة قدرة العضلة القلبية على التقلص (القلوصية contractibility) مما يستدعي إعطاء مقويات العضلة القلبية مثل الأدرينالين والنورادرينالين، إلا إن أكثر مقويات القلب شيوعاً هي الدوبامين dopamine والدوبكسامين dopexamine والدوبيوتامين dobutamine. وقد يتطلب الأمر إشراك أكثر من دواء واحد من هذه المجموعة مثل إعطاء النورادرينالين مع الدوبامين.

ـ مقبضات الأوعية vasoconstrictors وبخاصة الفازوبرسين، وهو هرمون تفرزه النخامى، إذ بينت الدراسات الحديثة أن له تأثيراً جيداً في صدمة التوسع الوعائي ورفع الضغط المنخفض.

تعريف الصدمة

بالرغم من ان لها العديد من التعريفات فان الصدمة يمكن التعبير عنها بانها نقص التروية العامة الخلوية التي تنتج عن تروية غير كافية من الاوكسجين للخلايا والتي لا تلبي الحاجات الاستقلابية الخلوية.

وبالاستناد الى هذا التعريف يمكن تصنيف الصدمة الى صدمة متعلقة بمتطلبات التروية الخلوية وصدمة متعلقة بالأكسجة. فهم التغيرات الخلوية الحالة خلال ضعف التروية الدموية كما في الغدد الصماء – الاوعية الدموية الدقيقة – الجهاز القلبي الوعائي – الانسجة والتأثيرات النهائية على الأعضاء أيضا سيساعد في وضع استراتيجيات العلاج المباشر.

وان الفهم الجيد لآلية الصدمة سيمكنك من فهم الفيزيولوجيا المرضية وخلل عمل الأعضاء المرافق ومن الهام جدا على مقدم الرعاية الطبية الطارئة ان يسمو عن تعريف الصدمة بهبوط الضغط او تسرع النبض او البرودة او الجلد

الشاحب وهي ظواهر عضوية داخلية تعكس عملية الاعتلال المسماة الصدمة. وان التعريف الصحيح للصدمة ((نقص تروية نسيجي(الأكسجة) عند مستوى الخلية الذي يقودها الى الاستقلاب اللاهوائي وخسارة انتاج الطاقة التي تدعم الحياة)) وعلى فريق الطوارئ فهم الاليات ومن ثم تقديم خطة العلاج لمنع حدوث الصدمة اللاعكوسة.

الصدمة يمكنها قتل المصابين في الميدان او في اقسام الطوارئ غرفة العمليات وحدة العناية المركزة. ويمكن تأخير حصول الموت الحقيقي لعدة ساعات او أيام او أسابيع والسبب هو عدم تقديم الإنعاش الطارئ

الاستقلاب (محرك الجسم البشري)

يتألف جسم الانسان من أكثر من 100مليون خلية وكل من هذه الخلايا يتطلب الاوكسجين لوظيفة وإنتاج الطاقة. الخلايا تأخذ الاكسجين وتستقلبه من خلال عمليات فسيولوجية معقدة لإنتاج الطاقة، والاستقلاب يتطلب o2 وعلى الخلايا ان تملك الوقود (الغلوكوز) لإتمام هذه العملية، وكأي عملية احتراق فانه يوجد نواتج وفضلات. وفي الجسم الاوكسجين والغلوكوز يستقلبان لإنتاج الطاقة والماء h2o وثاني أوكسيد الكربون (co2) وهي تشبه الى حد ما تلك العملية التي تحدث لمحرك السيارة عندما يمتزج البنزين والهواء ويحترقان وتنتج الطاقة وهنا ثاني أوكسيد الكربون يتشكل كناتج ثانوي لمحرك يدفع بالسيارة والكهرباء تتولد وتستخدم الأضواء لتنير الطريق كله ناتج عن احتراق البنزين لانتاج الطاقة.

(الاستقلاب الهوائي)

يوصف بانه استخدام الاوكسجين من قبل الخلايا وهذا الشكل من الاستقلاب هو مبدا الجسم لعملية الاحتراق وهو ينتج الطاقة باستخدام o2 بعملية معقدة تدعى (حلقة كريبس)

(الاستقلاب اللاهوائي)

يوصف بعدم استخدام الاوكسجين من قبل الخلايا وهو نظام طاقة بديل في الجسم ويستخدم مخزون الجسم من الدهون كمصدر للطاقة .

كما في السيارة عند نفاذ البنزين و الهواء يمكن للسيارة استخدام كهرباء البطارية للسير ولكن بقدر تخزين البطارية للكهرباء . وهذه الطاقة تسير المركبة بكفاءة اقل ومسافة اقل أيضا بالمقارنة مع احتراق الوقود والهواء , وستعود المركبة للسير بقوة اذا زودنا الوقود لها.

بالمقابل فان الجسم البشري عند استخدامه للطاقة البديلة بالاستقلاب اللاهوائي فهي غير مفيدة كما في السيارة وهي محدودة لفترة قصيرة ولا تنتج طاقة كبيرة وهي تسبب الضرر للجسم وقد تكون غير عكوسة .

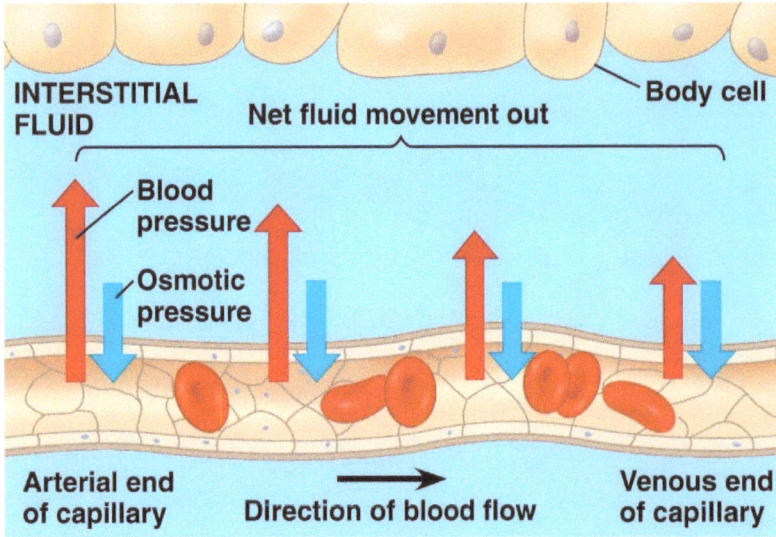

وان الانتاج الثانوي عن الاستقلاب اللاهوائي هو حمض اللبن. بالإضافة الى ان الطاقة ستنخفض 15 مرة. وإذا لم وإذا لم يصبح الاستقلاب اللاهوائي عكوسا بسرعة لن تستطيع الخلايا إتمام وظيفتها وستموت. وإذا مات عدد كاف من الخلايا في عضو ما فان ذلك العضو سوف يحجم عن وظيفته والعدد المتبقي من الخلايا قد

يكون بمقدوره أولا على اكمال وظيفة العضو وعلى سبيل المثال فالشخص الذي يعاني من النوبة القلبية فان جريان الدم والاوكسجين سينزاح الى جزء واحد من العضلة القلبية وبعض الخلايا القلبية ستموت وبالتالي نقص نتاج القلب ونقص تزويد الاوكسجين اثناء راحة القلب وإذا لم تستطيع باقي الخلايا الحية تلبية متطلبات ضخ الدم وسيؤدي ذلك الى فشل القلب.

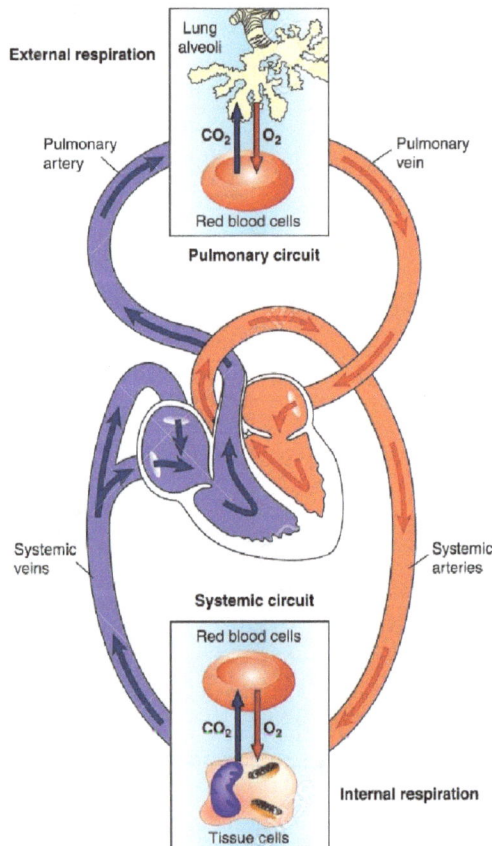

مثال اخر لحصول عملية الموت في الكليتين، فعندما تتأذى الكليتين او تحرم من التزود الكافي بالأكسجين ستموت بعض الخلايا وسيتناقص المستوى الوظيفي. الخلايا الأخرى يمكن ان تكافح لاستمرار وظيفتها قبل موتها. وإذا مات عدد كاف من الخلايا سيؤدي ذلك الى ضعف الكلية بإزالة نواتج الاستقلاب والمواد الضارة الناتجة عن الاستقلاب وإذا استمر هذا الانحدار الوظيفي الجهازي سيموت عضو بعد اخر حتى الموت العضوي. وان الفترة بين موت هذه الخلايا وموت الأعضاء قد يمتد من 2 – 3 أسابيع بعد الضرر الخلوي من نقص الأكسجة ونقص التروية خلال الدقائق الأولى التي تؤدي الى الوفاة. وعلى اخصائي الرعاية الطبية ان يكافح لمنع نقص الأكسجة

ونقص التروية في مرحلة ما قبل المشفى وكل هذه الإجراءات تحصل في (الساعة الذهبية). ان حساسية الخلايا لنقص الاوكسجين والاستخدام المعيب للاستقلاب اللاهوائي يتفاوت من عضو الى اخر. وهذه الحساسية تدعى

(الاقفار) Ischemic (نقص الاكسجين) وأعظمها حساسية هو الدماغ – القلب – الرئتين وسيبدأ الاستقلاب اللاهوائي خلال 4 – 6 دقائق. الجلد والنسيج العضلي لديه حساسية أطول للإقفار تبلغ حوالي4 – 6 ساعات. الأعضاء الداخلية للبطن تتراوح بين القيم السابقة ويمكنها البقاء على الحياة 45 – 90 دقيقة من بدء الاستقلاب اللاهوائي

مبدا Fick:

ان مبدا Fick يصف المكونات اللازمة للأكسية داخل الجسم وهناك ثلاثة مكونات

10) تحميل الأكسجين الى الكريات الحمراء لا RBCs

11) وصول RBCs الى خلايا النسج

12) تنزيل والتخلي عن الاكسجين الى خلايا الجسم

وبالتالي يجب التركيز من قبل اخصائي الرعاية الطارئة عند المصاب على:

10) المحافظة على مجرى الهواء مفتوحا وكفاية التهوية وهذا يطابق المكون الأول تحميل الكريات الحمر بالأكسجين

11) لاستخدام بحكمة وحزم لتزويد الاكسجين كجزء من تهوية المصاب

12) المحافظة على تروية كافية وبالتالي تزويد الانسجة بالأكسجين

أنواع الصدمة

هناك ثلاث 1-الحجم ضمن الاوعية أصغر من الحجم الطبيعي

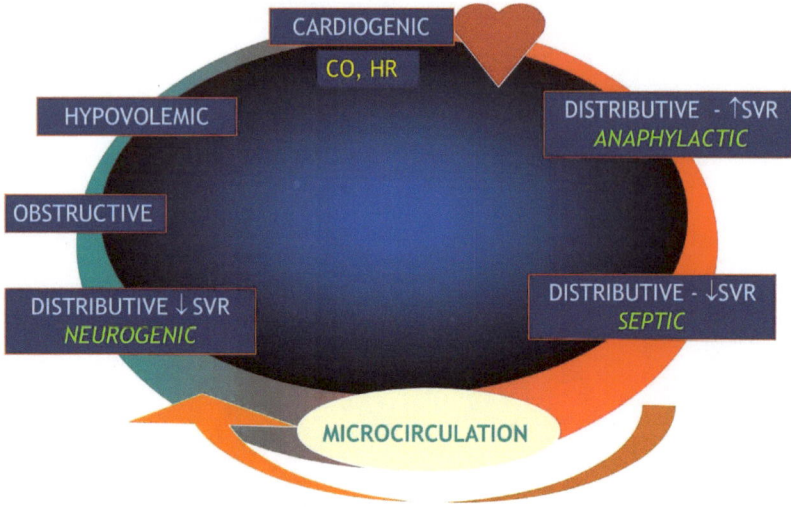

s- نقص في حجم السوائل والشوارد
التجفاف

t- فقدان في الدم والسوائل
الصدمة النزفية

2-صدمة سوء الانتشار

الفراغ الوعائي أكبر من الطبيعي

u- الصدمة العصبية (هبوط الضغط)

v- الصدمة الوعائية المبهمة

w- الصدمة الانتانية

x- الصدمة التحسسية

3-الصدمة القلبية فشل الضخ

صدمة نقص الحجم

ان الفقدان الحرج لحجم الدم فيما إذا كان تجفاف (فقدان سوائل وشوارد) او إذا كان نزفا (فقدان في البلازما والكريات الحمراء) سيؤدي الى خلل التوازن في العلاقة بين حجم السوائل وحجم الوعاء (المحتوى) وهنا حجم الوعاء نفسه لكن كمية السوائل انخفضت. وان صدمة نقص الحجم هي أكثر أنواع الصدمات شيوعا في مرحلة ما قبل المشفى وفقدان الدم هو أحد مسببات هذه الصدمة في مرضى الرضوض واخطرها.

عندما يفقد الدم من الدورة الدموية يستجيب القلب برفع الحصيل القلبي عن طريق افراز الادرينالين من قشر الكظر ويفرز النورادرينالين من الجهاز الودي لتضييق الاوعية الدموية . وان تضييق الاوعية الدموية سينتج عنه انغلاق الشعيرات الدموية الذي سيؤدي الى إنقاص سريان الاكسجين وبالتالي سيتحول الاستقلاب من الهوائي الى اللاهوائي. وبفشل الاليات المعوضة وهي علامة تؤشر على قرب الموت. وإذا كان هناك إنعاش للصدمة سيكون الامر جيد والا سيدخل المصاب في الصدمة اللاعكوسة وبالتالي الموت .

الصدمة النزفية

يمكن تصنيفها الى أربعة مستويات حسب خطورتها على الشكل التالي

Class of haemorrhagic shock				
	I	II	III	IV
Blood loss (mL)	Up to 750	750–1500	1500–2000	> 2000
Blood loss (% blood volume)	Up to 15	15–30	30–40	> 40
Pulse rate (per minute)	< 100	100–120	120–140	> 140
Blood pressure	Normal	Normal	Decreased	Decreased
Pulse pressure (mm Hg)	Normal or increased	Decreased	Decreased	Decreased
Respiratory rate (per minute)	14–20	20–30	30–40	> 35
Urine output (mL/hour)	> 30	20–30	5–15	Negligible
Central nervous system/ mental status	Slightly anxious	Mildly anxious	Anxious, confused	Confused, lethargic

وان المعالجة الناجحة لهذه الصدمة تكمن في إيقاف النزيف والتعويض ويمكن المعاوضة بسوائل تحوي الاملاح والاماهة المتوسطة والمعتدلة يمكن ادراجها في العلاج بواسطة تزويد السوائل الكهرالية أيضا ويمكن تناولها عن طريق الفم للمريض الواعي. اما بالنسبة للمصابين الغير واعيين او متدهوري الحالة السريرية يجب اعاضتها وريديا.

وعلى اخصائي الرعاية الطارئة إيقاف النزف الخارجي والبدء بتسريب السوائل الوريدية والنقل السريع اما إعطاء الدم فيمكن تعويضه إذا كان متاحا وسنتكلم عنه فيما بعد

وأثبتت الدراسات ان 1/3 – 1/4 كمية السوائل الكرستالية سوية التوتر المعطاة تبقى في الحيز الوعائي بعد فقط 30-60 دقيقة من الاعطاء ولذا يمكن إعطاء ثلاث اضعاف الكمية المفقودة، وان إعطاء هذه السوائل التي تحوي الكهارل هو الاجراء الأفضل قبل إعطاء الدم. ان الاعاضة الزائدة للسوائل الكرستالية وبكميات محدودة سيؤدي الى حصول الوذمة التي ستقلل من تبادل الاكسجين. ان الهدف من هذه السوائل ليس رفع الضغط الشرياني الى المستويات الطبيعية وانما الحفاظ على التروية واستمرار تزويد الانسجة بالأكسجين المحمول على الكريات الحمراء

وان السائل المفضل في الصدمة النزفية هر LR رينجر لاكتات. وان N.S السائل الملحي هو لاعاضة الحجم أيضا بعد الرينجر لاكتات ويمكن ان يسبب السيروم الملحي فرط الكلور الذي يمكن ان يقود الى حماض.

اثبتت الدراسات الحديثة انه بوجود فقدان الدم فان الاجراء الأمثل هو اعاضة الدم الكلي قدر الإمكان وان الخطوة الأولى هي إعطاء الكريات الحمر المكثفة والبلازما بنسبة 1=1 او 1=2 وهو اجراء عند وجود الحالات المدنية الصفيحات الدموية والبلازما المجمدة وعوامل التخثر الأخرى يمكن اضافتها حسب الحاجة. وان البلازما تحوي العديد من عوامل التخثر والمحتويات الأخرى التي تسهم في ضبط فقدان الدم من الاوعية الدموية الغيرة وهناك 13 عامل في شلالات التخثر.

وفي المصاب ذو الفقد الكبير للدم من الاوعية الدموية الكبيرة يتطلب ذلك تدخلا جراحيا طارئا وفي بعض الأحيان نتدخل عليه بشكل طارئ بالإسفنجات المانعة النزيف.

صدمة سوء الانتشار

ان صدمة سوء الانتشار او الصدمة التوسعية الوعائية تحدث عندما يكبر الوعاء بدون توسع مناسب في حجم السوائل، وهنا التغير يتناقص الحمل القبلي وبالتالي نقص نتاج القلب وتبقى هنا التروية الدموية للجهاز العصبي جيدة على الرغم من انخفاض الضغط.........

يمكن ان تحصل أيضا من فقدان الضبط العصبي للعضلات الملساء الذي يسيطر على حجم الوعاء الدموي. وهذا ما قد ينجم عن رضوض الحبل الشوكي والعلاج الأمثل هو تحسين الأكسجة والمحتفظة على جريان الدم الى الدماغ والأعضاء الحيوية

الصدمة العصبية

او ما تسمى الصدمة العصبية لهبوط الضغط. وهي تحصل عند اذية الحبل الشوكي الذي يؤدي الى قطع الاعصاب الودية وغالبا عند المنطقة الظهرية القطنية، فتفقد السيطرة على الجهاز الوعائي والاوعية المحيطية تتوسع أسفل الاذية. هنا الخلل في توسع الاوعية على الرغم من وجود حجم ملائم وهنا غالبا لا تؤثر بشكل كبير على انتاج الطاقة في الجسم , وان تناقص الضغط الانقباضي والانبساطي وتضيق ضغط النبض يوصف صدمة نقص الحجم اما في الصدمة العصبية على الرغم من تناقص الضغط الانقباضي والانبساطي فان ضغط النبض يبقى طبيعيا او متسعا.

في صدمة نقص الحجم يصبح المريض باردا وشاحبا مزرق الجلد وهناك تأخير في زمن عودة الامتلاء الشعري بينما في الصدمة العصبية يكون المريض دافئا جلده جاف وخاصة تحت الاذية. والنبض يكون ضعيفا وسريعا في صدمة نقص الحجم اما في الصدمة العصبية فيكون النبض متباطئ (بسبب انقطاع الاعصاب الودية واذيتها). وصدمة نقص الحجم تؤدي الى تناقص الوعي (LOC) او قلق وفي حالة غياب الرض الدماغي سيكون المصاب واعيا في الصدمة العصبية.

الصدمة الوعائية المبهمة

تحدث غالبا من خلال الجهاز العصبي نظير الودي من خلال الجهاز العصبي نظير الودي من خلال نشاط العصب المبهم (العاشر) الذي يؤدي الى بطء القلب وأيضا يحصل التوسع الوعائي وهبوط الضغط وبالتالي نقص نتاج القلب وانخفاض مستوى التروية للدماغ والأعضاء النبيلة. الاغماء الوعائي المبهم يحصل عندما يفقد المريض وعيه، وبالمقارن مع الصدمة العصبية فهنا يكون تباطؤ القلب والتوسع يكون محدود جدا ولبضع دقائق اما في العصبية قد يستمر عدة أيام وهنا يكون ضغط المريض طبيعيا عندما يكون وضع المريض افقيا. لأنها تكون على شكل نوبات وغير موافقة لشروط الصدمة الحقيقية

الصدمة الانتانية

تظهر هذه الصدمة في المرضى ذوي الانتانات الشديدة وان السيتوكسين يتحرر نتيجة الانتان مسببا اذية لجدران الاوعية ومسببا التمدد للأوعية المحيطية مسببا النقص في السوائل من الاوعية الشعرية الى داخل الخلية. ولذلك تتضمن هذه الصدمة مواصفات صدمة سوء التوزيع وصدمة نقص الحجم. والحمل البعدي يتناقص بسبب التوسع وفقدان السوائل وبالتالي هبوط الضغط فيما إذا لم يستطيع القلب المعاوضة طويلا.

الصدمة التحسسية

انها صدمة خطيرة وممهدة للحياة تؤدي الى توسع الاوعية واحمرار في الجلد وحكة وبثرات تدهور في الحالة التنفسية وانسداد مجرى الهواء وتناقص حالة الوعي والعلاج بإعطاء الابنيفرين ومضادات الهيستامين والسيتروئيدات في المشفى

الصدمة القلبية

فشل القلب نتيجة اذية اما بشكل مباشر او غير مباشر

الأسباب الداخلية

اضرار العضلات القلبية

ان اعي عملية تؤدي لضعف عضلات القلب ستؤثر في النتاج القلبي. كما يحصل في الاحتشاءات الاكليلية او كما يحصل في رضوض العضلة القلبية، الدورات المتكررة ستحصل بشكل غير متوقع

الشكل الثاني نقص الأكسجة سيؤدي الى نقص القلوصية ونقص نتاج القلب ونقصان التروية المجموعية وبسبب استمرارية نقص الأكسجة سيؤدي ذلك الى متعاقبة الدورات المتكررة.

اضطرابات نظم القلب

ان تطور اضطراب النظم القلبية يمكن ان يؤثر بشكل كافي على القلوصية القلبية وبالتالي يؤثر في جهاز التروية المجموعي , وان نقص الأكسجة يمكن ان يؤدي الى نقص التروية للعضلات وبالتالي اضطراب النظم القلبية كما في التقبضات الباكرة والتسرع القلبي , ولان الحصيل القلبي ينتج عن حجم الدفقة مع كل تقلص (حجم الضربة) وان أي اضطراب نظم يمكن ان ينتج بطء في معدل التقلصات (بطء النبض) او قصر في زمن الامتلاء البطيني الايسر (تسرع القلب) ويمكن ان ينقص وهذا المريض سيتطور لديه قصور قلبي احتقاني (CHF) وتظاهراته السريرية على شكل وذمة رئوية, صدمة قلبية , وان وجود النفخات هي الدليل على حصولها.

الأسباب الخارجية

السطام القلبي (التاموري)

ان وجود كمية من السوائل ضمن كيس التامور ستمنع القلب من إعادة الامتلاء خلال الانبساط بشكل كامل، وفي حالة الرضوض فان الدم ينساب الى كيس التامور وان جدران البطين لا تستطيع التمدد بشكل كامل وبالإضافة ضمن هذا السياق فان العضلات لن تستطيع التمطط وبالتالي غياب او نقص كبير في التقلص القلبي. وفي حال الاذيات القلبية النافذة ستنساب كمية أكبر من الدم مع كل تقلص قلبي وسينقص الحمل القبلي ويمكن ان تؤدي هذ الاحداث الى الصدمة والموت بشكل متسارع

استرواح الصدر الضاغط

عندما يصبح جوف الصدر مليئا بالهواء المضغوط ستنخمص الرئة وستمكون هناك إعاقة كبيرة لإعادة امتلاء بالهواء مرة أخرى وسينقص جريان الدم الى الرئتين. واما إذا كان ضغط الهواء الداخلي في الصدر كبيرا كفاية سينزاح المنصف باتجاه المنطقة السليمة وان الضغط والثني (الالتواء) للوريدين الاجوف السفلي والعلوي وازدياد

مقاومة الاوعية الرئوية سيعيق بشدة العود الوريدي للقلب مؤديا الى نقص كبير في الحمل القبلي. ويسبب إعاقة عود الامتلاء سيفقد القلب عمله كمضخة، وبالتالي حدوث الصدمة القلبية

تدبير الصدمة

يجب تشخيص حالة الصدمة والمبادرة إلى معالجتها بسرعة، لان التأخر في ذلك يهيئ لحدوث قصور الأعضاء المتعدد MOF. ويعتمد تدبير هذه الحالة على الأسس التالية:

ـ المحافظة على سلوك المجاري التنفسية واعطاء الاكسجين، وقد يتطلب الأمر وضع مسلك هوائي airways في الفم والبلعوم أو تنبيب الرغامى (وضع أنبوب فيها).

ـ معالجة السبب الذي أدى للصدمة مثل تعيين مصدر النزف وارقاؤه (جرح نازف، قرحة هضمية نازفة) ومكافحة الخمج في حالة الإنتان الدموي، ويجب في هذه الحالة التفتيش عن مصدر الخمج بكل الوسائل المتاحة، وتعيين الجرثوم المسبب، وتعديل المعالجة بالصادات في ضوء حساسية الجرثوم.

ـ تعويض نقص الحجم الذي يزيد من نتاج القلب وهو أمر مهم في صدمة نقص الحجم، إلا أنه واجب أيضاً في الصدمة الانتانية والصدمة التأقية بسبب التوسع الوعائي الذي يحدث فيها. يجب أن يتم تعويض نقص الحجم بسرعة (خلال دقائق أو ساعات) تجنباً لحدوث قصور الكلية، إلا أنه يجب الاحتياط من حدوث فرط الحجم الذي يهيئ لحدوث وذمة الرئة. يتم تعويض حجم الدم بإعطاء الدم الكامل أو المصول الملحية أو المحاليل الغروانية colloid solutionالتي يستمر تأثيرها في زيادة حجم الدم مدة أطول.

ـ مقويات العضلة القلبية inotropic agents.
يُضعِف نقص الاكسجة قدرة العضلة القلبية على التقلص (القلوصية contractibility) مما يستدعي إعطاء مقويات العضلة القلبية مثل الأدرينالين والنورادرينالين، إلا إن أكثر مقويات القلب شيوعاً هي الدوبامينdopamine والدوبكسامين dopexamine والدوبيوتامينdobutamine. وقد يتطلب الأمر إشراك أكثر من دواء واحد من هذه المجموعة مثل إعطاء النورادرينالين مع الدوبامين.

- مقبضات الأوعية vasoconstrictors وبخاصة الفازوبرسين، وهو هرمون تفرزه النخامى، إذ بينت الدراسات الحديثة أن له تأثيراً جيداً في صدمة التوسع الوعائي ورفع الضغط المنخفض.

تعريف الصدمة

بالرغم من ان لها العديد من التعريفات فان الصدمة يمكن التعبير عنها بانها نقص التروية العامة الخلوية التي تنتج عن تروية غير كافية من الاوكسجين للخلايا والتي لا تلبي الحاجات الاستقلابية الخلوية.

وبالاستناد الى هذا التعريف يمكن تصنيف الصدمة الى صدمة متعلقة بمتطلبات التروية الخلوية وصدمة متعلقة بالأكسجة. فهم التغيرات الخلوية الحالة خلال ضعف التروية الدموية كما في الغدد الصماء – الاوعية الدموية الدقيقة – الجهاز القلبي الوعائي – الانسجة والتأثيرات النهائية على الأعضاء أيضا سيساعد في وضع استراتيجيات العلاج المباشر.

وان الفهم الجيد لآلية الصدمة سيمكنك من فهم الفيزيولوجيا المرضية وخلل عمل الأعضاء المرافق ومن الهام جدا على مقدم الرعاية الطبية الطارئة ان يسمو عن تعريف الصدمة بهبوط الضغط او تسرع النبض او البرودة او الجلد الشاحب وهي ظواهر عضوية داخلية تعكس عملية الاعتلال المسماة الصدمة. وان التعريف الصحيح للصدمة ((نقص تروية نسيجي(الأكسجة) عند مستوى الخلية الذي يقودها الى الاستقلاب اللاهوائي وخسارة انتاج الطاقة التي تدعم الحياة)) وعلى فريق الطوارئ فهم الاليات ومن ثم تقديم خطة العلاج لمنع حدوث الصدمة اللاعكوسة.

الصدمة يمكنها قتل المصابين في الميدان او في اقسام الطوارئ غرفة العمليات وحدة العناية المركزة. ويمكن تأخير حصول الموت الحقيقي لعدة ساعات او أيام او أسابيع والسبب هو عدم تقديم الإنعاش الطارئ

الاستقلاب (محرك الجسم البشري)

يتألف جسم الانسان من أكثر من 100مليون خلية وكل من هذه الخلايا يتطلب الاوكسجين لوظيفة وإنتاج الطاقة. الخلايا تأخذ الاكسجين وتستقلبه من خلال عمليات فسيولوجية معقدة لإنتاج الطاقة، والاستقلاب يتطلب o2 وعلى الخلايا ان تملك الوقود (الغلوكوز) لإتمام هذه العملية، وكأي عملية احتراق فانه يوجد نواتج وفضلات. وفي الجسم الاوكسجين والغلوكوز يستقلبان لإنتاج الطاقة والماء h2o وثاني أوكسيد الكربون (co2) وهي تشبه الى حد ما تلك العملية التي تحدث لمحرك السيارة عندما يمتزج البنزين والهواء ويحترقان وتنتج الطاقة وهنا ثاني

أوكسيد الكربون يتشكل كناتج ثانوي لمحرك يدفع بالسيارة والكهرباء تتولد وتستخدم الأضواء لتنير الطريق كله ناتج عن احتراق البنزين لانتاج الطاقة.

(الاستقلاب الهوائي)

يوصف بانه استخدام الاوكسجين من قبل الخلايا وهذا الشكل من الاستقلاب هو مبدا الجسم لعملية الاحتراق وهو ينتج الطاقة باستخدام $o2$ بعملية معقدة تدعى (حلقة كريبس)

(الاستقلاب اللاهوائي)

يوصف بعدم استخدام الاوكسجين من قبل الخلايا وهو نظام طاقة بديل في الجسم ويستخدم مخزون الجسم من الدهون كمصدر للطاقة .

كما في السيارة عند نفاذ البنزين و الهواء يمكن للسيارة استخدام كهرباء البطارية للسير ولكن بقدر تخزين البطارية للكهرباء . وهذه الطاقة تسير المركبة بكفاءة اقل ومسافة اقل أيضا بالمقارنة مع احتراق الوقود والهواء , وستعود المركبة للسير بقوة اذا زودنا الوقود لها.

بالمقابل فان الجسم البشري عند استخدامه للطاقة البديلة بالاستقلاب اللاهوائي فهي غير مفيدة كما في السيارة وهي محدودة لفترة قصيرة ولا تنتج طاقة كبيرة وهي تسبب الضرر للجسم وقد تكون غير عكوسة .

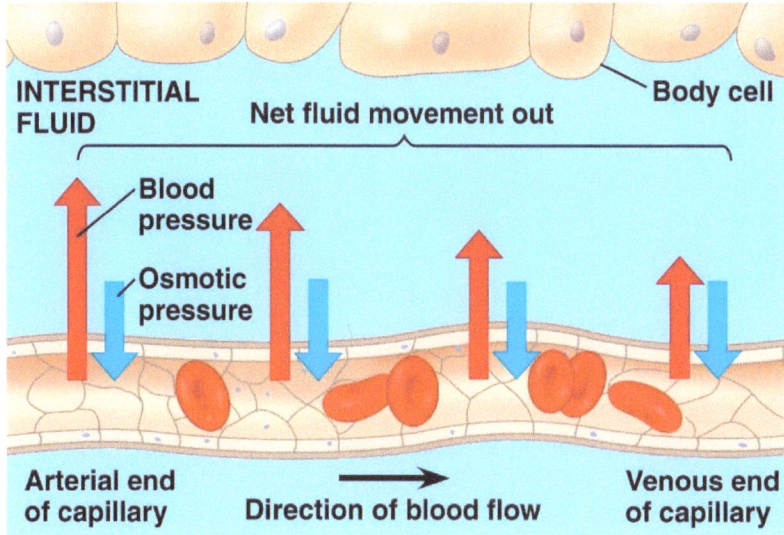

وان الانتاج الثانوي عن الاستقلاب اللاهوائي هو حمض اللبن. بالإضافة الى ان الطاقة ستنخفض 15 مرة. وإذا لم وإذا لم يصبح الاستقلاب اللاهوائي عكوسا بسرعة لن تستطيع الخلايا إتمام وظيفتها وستموت. وإذا مات عدد كاف من الخلايا في عضو ما فان ذلك العضو سوف يحجم عن وظيفته والعدد المتبقي من الخلايا قد يكون بمقدوره أولا على اكمال وظيفة العضو وعلى سبيل المثال فالشخص الذي يعاني من النوبة القلبية فان جريان الدم والاوكسجين سينزاح الى جزء واحد من العضلة القلبية وبعض الخلايا القلبية ستموت وبالتالي نقص نتاج القلب ونقص تزويد الاوكسجين اثناء راحة القلب وإذا لم تستطيع باقي الخلايا الحية تلبية متطلبات ضخ الدم وسيؤدي ذلك الى فشل القلب.

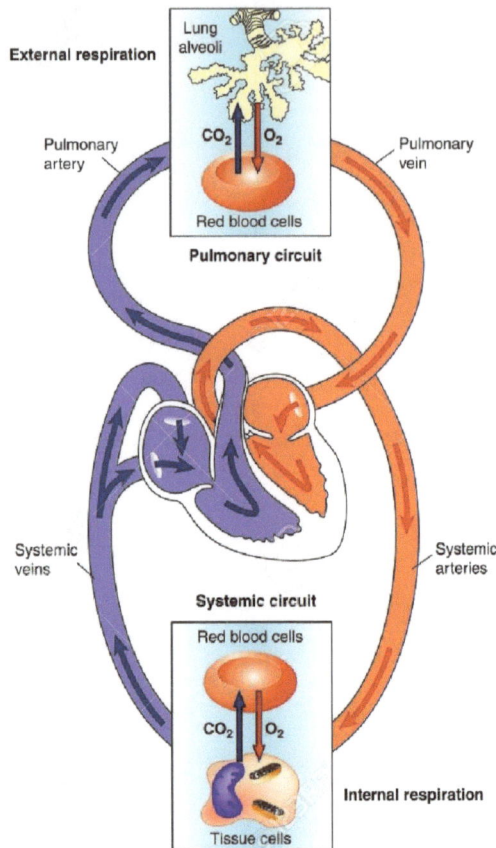

External respiration
Lung alveoli
CO_2 O_2
Red blood cells
Pulmonary circuit
Pulmonary artery
Pulmonary vein
Systemic veins
Systemic arteries
Systemic circuit
Red blood cells
CO_2 O_2
Internal respiration
Tissue cells

مثال اخر لحصول عملية الموت في الكليتين، فعندما تتأذى الكليتين او تحرم من التزود الكافي بالأكسجين ستموت بعض الخلايا وسيتناقص المستوى الوظيفي. الخلايا الأخرى يمكن ان تكافح لاستمرار وظيفتها قبل موتها. وإذا مات عدد كاف من الخلايا سيؤدي ذلك الى ضعف الكلية بإزالة نواتج الاستقلاب والمواد الضارة الناتجة عن الاستقلاب وإذا استمر هذا الانحدار الوظيفي الجهازي سيموت عضو بعد اخر حتى الموت العضوي. وان الفترة بين موت هذه الخلايا وموت الأعضاء قد يمتد من 2 – 3 أسابيع بعد الضرر الخلوي من نقص الأكسجة ونقص التروية خلال الدقائق الأولى التي تؤدي الى الوفاة. وعلى اخصائي الرعاية الطبية ان يكافح لمنع نقص الأكسجة ونقص التروية في مرحلة ما قبل المشفى وكل هذه الإجراءات تحصل في (الساعة الذهبية). ان حساسية الخلايا لنقص الاوكسجين والاستخدام المعيب للاستقلاب اللاهوائي يتفاوت من عضو الى اخر. وهذه الحساسية تدعى (الاقفار) Ischemic (نقص الاكسجين) وأعظمها حساسية هو الدماغ – القلب – الرئتين وسيبدأ الاستقلاب اللاهوائي خلال 4 – 6 دقائق. الجلد والنسيج العضلي لديه حساسية أطول للإقفار تبلغ حوالي4 – 6 ساعات. الأعضاء الداخلية للبطن تتراوح بين القيم السابقة ويمكنها البقاء على الحياة 45 – 90 دقيقة من بدء الاستقلاب اللاهوائي

مبدا Fick:

ان مبدا Fickيصف المكونات اللازمة للأكسية داخل الجسم وهناك ثلاثة مكونات

13)   تحميل الأكسجين الى الكريات الحمراء لا RBCs

14)   وصول RBCs الى خلايا النسج

15)   تنزيل والتخلي عن الاكسجين الى خلايا الجسم

وبالتالي يجب التركيز من قبل اخصائي الرعاية الطارئة عند المصاب على:

13) المحافظة على مجرى الهواء مفتوحا وكفاية التهوية وهذا يطابق المكون الأول تحميل الكريات الحمر بالأكسجين

14) لاستخدام بحكمة وحزم لتزويد الاكسجين كجزء من تهوية المصاب

15) المحافظة على تروية كافية وبالتالي تزويد الانسجة بالأكسجين

أنواع الصدمة

هناك ثلاث 1-الحجم ضمن الاوعية أصغر من الحجم الطبيعي

y- نقص في حجم السوائل والشوارد
التجفاف

z- فقدان في الدم والسوائل
الصدمة النزفية

2-صدمة سوء الانتشار

الفراغ الوعائي أكبر من الطبيعي

aa- الصدمة العصبية (هبوط الضغط)

bb- الصدمة الوعائية المبهمة

cc-الصدمة الانتانية

dd- الصدمة التحسسية

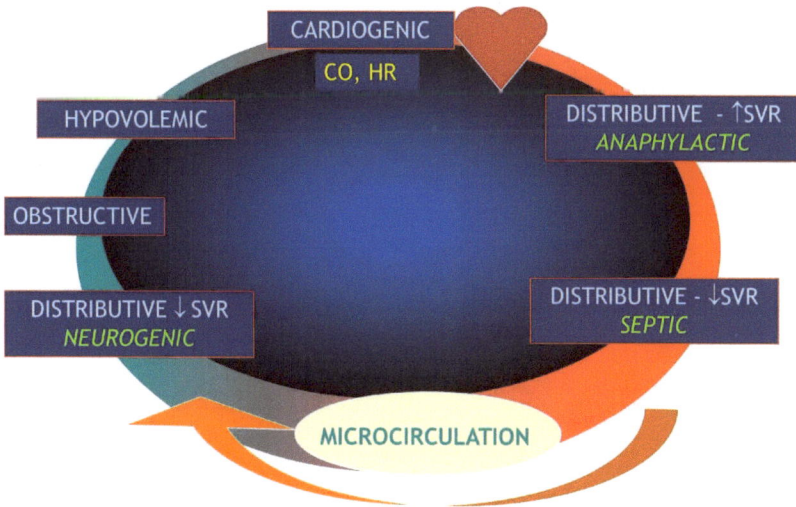

3-الصدمة القلبية فشل الضخ

صدمة نقص الحجم

ان الفقدان الحرج لحجم الدم فيما إذا كان تجفاف (فقدان سوائل وشوارد) او إذا كان نزفا (فقدان في البلازما والكريات الحمراء) سيؤدي الى خلل التوازن في العلاقة بين حجم السوائل وحجم الوعاء (المحتوى) وهنا حجم الوعاء نفسه لكن كمية السوائل انخفضت. وان صدمة نقص الحجم هي أكثر أنواع الصدمات شيوعا في مرحلة ما قبل المشفى وفقدان الدم هو أحد مسببات هذه الصدمة في مرضى الرضوض واخطرها.

عندما يفقد الدم من الدورة الدموية يستجيب القلب برفع الحصيل القلبي عن طريق افراز الادرينالين من قشر الكظر ويفرز النورادرينالين من الجهاز الودي لتضييق الاوعية الدموية . وان تضييق الاوعية الدموية سينتج عنه انغلاق الشعيرات الدموية الذي سيؤدي الى إنقاص سريان الاكسجين وبالتالي سيتحول الاستقلاب من الهوائي الى اللاهوائي. وبفشل الاليات المعوضة وهي علامة تؤشر على قرب الموت. وإذا كان هناك إنعاش للصدمة سيكون الامر جيد والا سيدخل المصاب في الصدمة اللاعكوسة وبالتالي الموت .

الصدمة النزفية

يمكن تصنيفها الى أربعة مستويات حسب خطورتها على الشكل التالي

Class of haemorrhagic shock				
	I	II	III	IV
Blood loss (mL)	Up to 750	750–1500	1500–2000	> 2000
Blood loss (% blood volume)	Up to 15	15–30	30–40	> 40
Pulse rate (per minute)	< 100	100–120	120–140	> 140
Blood pressure	Normal	Normal	Decreased	Decreased
Pulse pressure (mm Hg)	Normal or increased	Decreased	Decreased	Decreased
Respiratory rate (per minute)	14–20	20–30	30–40	> 35
Urine output (mL/hour)	> 30	20–30	5–15	Negligible
Central nervous system/ mental status	Slightly anxious	Mildly anxious	Anxious, confused	Confused, lethargic

وان المعالجة الناجحة لهذه الصدمة تكمن في إيقاف النزيف والتعويض ويمكن المعاوضة بسوائل تحوي الاملاح والاماهة المتوسطة والمعتدلة يمكن ادراجها في العلاج بواسطة تزويد السوائل الكهرالية أيضا ويمكن تناولها عن طريق الفم للمريض الواعي. اما بالنسبة للمصابين الغير واعيين او متدهوري الحالة السريرية يجب اعاضتها وريديا.

وعلى اخصائي الرعاية الطارئة إيقاف النزف الخارجي والبدء بتسريب السوائل الوريدية والنقل السريع اما إعطاء الدم فيمكن تعويضه إذا كان متاحا وسنتكلم عنه فيما بعد

وأثبتت الدراسات ان 1/3 – 1/4 كمية السوائل الكرستالية سوية التوتر المعطاة تبقى في الحيز الوعائي بعد فقط 30-60 دقيقة من الاعطاء ولذا يمكن إعطاء ثلاث اضعاف الكمية المفقودة، وان إعطاء هذه السوائل التي تحوي الكهارل هو الاجراء الأفضل قبل إعطاء الدم. ان الاعاضة الزائدة للسوائل الكرستالية وبكميات محدودة سيؤدي الى حصول الوذمة التي ستقلل من تبادل الاكسجين. ان الهدف من هذه السوائل ليس رفع الضغط الشرياني الى المستويات الطبيعية وانما الحفاظ على التروية واستمرار تزويد الانسجة بالأكسجين المحمول على الكريات الحمراء

وان السائل المفضل في الصدمة النزفية هر LR رينجر لاكتات. وان N.S السائل الملحي هو لاعاضة الحجم أيضا بعد الرينجر لاكتات ويمكن ان يسبب السيروم الملحي فرط الكلور الذي يمكن ان يقود الى حماض.

اثبتت الدراسات الحديثة انه بوجود فقدان الدم فان الاجراء الأمثل هو اعاضة الدم الكلي قدر الإمكان وان الخطوة الأولى هي إعطاء الكريات الحمر المكثفة والبلازما بنسبة 1=1 او 1=2 وهو اجراء عند وجود الحالات المدنية الصفيحات الدموية والبلازما المجمدة وعوامل التخثر الأخرى يمكن اضافتها حسب الحاجة. وان البلازما تحوي العديد من عوامل التخثر والمحتويات الأخرى التي تسهم في ضبط فقدان الدم من الاوعية الدموية الغيرة وهناك 13 عامل في شلالات التخثر.

وفي المصاب ذو الفقد الكبير للدم من الاوعية الدموية الكبيرة يتطلب ذلك تدخلا جراحيا طارئا وفي بعض الأحيان نتدخل عليه بشكل طارئ بالإسفنجات المانعة النزيف.

صدمة سوء الانتشار

ان صدمة سوء الانتشار او الصدمة التوسعية الوعائية تحدث عندما يكبر الوعاء بدون توسع مناسب في حجم السوائل، وهنا التغير يتناقص الحمل القبلي وبالتالي نقص نتاج القلب وتبقى هنا التروية الدموية للجهاز العصبي جيدة على الرغم من انخفاض الضغط..........

يمكن ان تحصل أيضا من فقدان الضبط العصبي للعضلات الملساء الذي يسيطر على حجم الوعاء الدموي. وهذا ما قد ينجم عن رضوض الحبل الشوكي والعلاج الأمثل هو تحسين الأكسجة والمحتفظة على جريان الدم الى الدماغ والأعضاء الحيوية

الصدمة العصبية

او ما تسمى الصدمة العصبية لهبوط الضغط. وهي تحصل عند اذية الحبل الشوكي الذي يؤدي الى قطع الاعصاب الودية وغالبا عند المنطقة الظهرية القطنية، فتفقد السيطرة على الجهاز الوعائي والاوعية المحيطية تتوسع أسفل الاذية. هنا الخلل في توسع الاوعية على الرغم من وجود حجم ملائم وهنا غالبا لا تؤثر بشكل كبير على انتاج الطاقة في الجسم , وان تناقص الضغط الانقباضي والانبساطي وتضيق ضغط النبض يوصف صدمة نقص الحجم اما في الصدمة العصبية على الرغم من تناقص الضغط الانقباضي والانبساطي فان ضغط النبض يبقى طبيعيا او متسعا.

في صدمة نقص الحجم يصبح المريض باردا وشاحبا مزرق الجلد وهناك تأخير في زمن عودة الامتلاء الشعري بينما في الصدمة العصبية يكون المريض دافئا جلده جاف وخاصة تحت الاذية. والنبض يكون ضعيفا وسريعا في صدمة نقص الحجم اما في الصدمة العصبية فيكون النبض متباطئ (بسبب انقطاع الاعصاب الودية واذيتها). وصدمة نقص الحجم تؤدي الى تناقص الوعي (LOC) او قلق وفي حالة غياب الرض الدماغي سيكون المصاب واعيا في الصدمة العصبية.

الصدمة الوعائية المبهمة

تحدث غالبا من خلال الجهاز العصبي نظير الودي من خلال الجهاز العصبي نظير الودي من خلال نشاط العصب المبهم (العاشر) الذي يؤدي الى بطء القلب وأيضا يحصل التوسع الوعائي وهبوط الضغط وبالتالي نقص نتاج القلب وانخفاض مستوى التروية للدماغ والأعضاء النبيلة. الاغماء الوعائي المبهم يحصل عندما يفقد المريض وعيه، وبالمقارن مع الصدمة العصبية فهنا يكون تباطؤ القلب والتوسع يكون محدود جدا ولبضع دقائق اما في العصبية قد يستمر عدة أيام وهنا يكون ضغط المريض طبيعيا عندما يكون وضع المريض افقيا. لأنها تكون على شكل نوبات وغير موافقة لشروط الصدمة الحقيقية

الصدمة الانتانية

تظهر هذه الصدمة في المرضى ذوي الانتانات الشديدة وان السيتوكسين يتحرر نتيجة الانتان مسببا اذية لجدران الاوعية ومسببا التمدد للأوعية المحيطية مسببا النقص في السوائل من الاوعية الشعرية الى داخل الخلية. ولذلك تتضمن هذه الصدمة مواصفات صدمة سوء التوزيع وصدمة نقص الحجم. والحمل البعدي يتناقص بسبب التوسع وفقدان السوائل وبالتالي هبوط الضغط فيما إذا لم يستطيع القلب المعاوضة طويلا.

الصدمة التحسسية

انها صدمة خطيرة وممهدة للحياة تؤدي الى توسع الاوعية واحمرار في الجلد وحكة وبثرات تدهور في الحالة التنفسية وانسداد مجرى الهواء وتناقص حالة الوعي والعلاج بإعطاء الابنيفرين ومضادات الهيستامين والسيتروئيدات في المشفى

الصدمة القلبية

فشل القلب نتيجة اذية اما بشكل مباشر او غير مباشر

الأسباب الداخلية

اضرار العضلات القلبية

ان اعي عملية تؤدي لضعف عضلات القلب ستؤثر في النتاج القلبي. كما يحصل في الاحتشاءات الاكليلية او كما يحصل في رضوض العضلة القلبية، الدورات المتكررة ستحصل بشكل غير متوقع

الشكل الثاني نقص الأكسجة سيؤدي الى نقص القلوصية ونقص نتاج القلب ونقصان التروية المجموعية وبسبب استمرارية نقص الأكسجة سيؤدي ذلك الى متعاقبة الدورات المتكررة.

اضطرابات نظم القلب

ان تطور اضطراب النظم القلبية يمكن ان يؤثر بشكل كافي على القلوصية القلبية وبالتالي يؤثر في جهاز التروية المجموعي , وان نقص الأكسجة يمكن ان يؤدي الى نقص التروية للعضلات وبالتالي اضطراب النظم القلبية كما في التقبضات الباكرة والتسرع القلبي , ولان الحصيل القلبي ينتج عن حجم الدفقة مع كل تقلص (حجم الضربة) وان أي اضطراب نظم يمكن ان ينتج بطء في معدل التقلصات (بطء النبض) او قصر في زمن الامتلاء البطيني

الايسر (تسرع القلب) ويمكن ان ينقص وهذا المريض سيتطور لديه قصور قلبي احتقاني (CHF) وتظاهراته السريرية على شكل وذمة رئوية, صدمة قلبية , وان وجود النفخات هي الدليل على حصولها.

الأسباب الخارجية

السطام القلبي (التاموري)

ان وجود كمية من السوائل ضمن كيس التامور ستمنع القلب من إعادة الامتلاء خلال الانبساط بشكل كامل، وفي حالة الرضوض فان الدم ينساب الى كيس التامور وان جدران البطين لا تستطيع التمدد بشكل كامل وبالإضافة ضمن هذا السياق فان العضلات لن تستطيع التمطط وبالتالي غياب او نقص كبير في التقلص القلبي. وفي حال الاذيات القلبية النافذة ستنساب كمية أكبر من الدم مع كل تقلص قلبي وسينقص الحمل القبلي ويمكن ان تؤدي هذ الاحداث الى الصدمة والموت بشكل متسارع

استرواح الصدر الضاغط

عندما يصبح جوف الصدر مليئا بالهواء المضغوط ستنخمص الرئة وستمكون هناك إعاقة كبيرة لإعادة امتلاء بالهواء مرة أخرى وسينقص جريان الدم الى الرئتين. واما إذا كان ضغط الهواء الداخلي في الصدر كبيرا كفاية سينزاح المنصف باتجاه المنطقة السليمة وان الضغط والثني (الالتواء) للوريدين الاجوف السفلي والعلوي وازدياد مقاومة الاوعية الرئوية سيعيق بشدة العود الوريدي للقلب مؤديا الى نقص كبير في الحمل القبلي. ويسبب إعاقة عود الامتلاء سيفقد القلب عمله كمضخة، وبالتالي حدوث الصدمة القلبية

تدبير الصدمة

يجب تشخيص حالة الصدمة والمبادرة إلى معالجتها
بسرعة، لان التأخر في ذلك يهيئ لحدوث قصور الأعضاء المتعدد MOF. ويعتمد تدبير هذه الحالة على الأسس التالية:

ـ المحافظة على سلوك المجاري التنفسية واعطاء الاكسجين، وقد يتطلب الأمر وضع مسلك هوائي airways في الفم والبلعوم أو تنبيب الرغامى (وضع أنبوب فيها).

ـ معالجة السبب الذي أدى للصدمة مثل تعيين مصدر النزف وارقاؤه (جرح نازف، قرحة هضمية نازفة) ومكافحة الخمج في حالة الإنتان الدموي، ويجب في هذه الحالة التفتيش عن مصدر الخمج بكل الوسائل المتاحة، وتعيين الجرثوم المسبب، وتعديل المعالجة بالصادات في ضوء حساسية الجرثوم.

ـ تعويض نقص الحجم الذي يزيد من نتاج القلب وهو أمر مهم في صدمة نقص الحجم، إلا أنه واجب أيضاً في الصدمة الانتانية والصدمة التأقية بسبب التوسع الوعائي الذي يحدث فيها.

يجب أن يتم تعويض نقص الحجم بسرعة (خلال دقائق أو ساعات) تجنباً لحدوث قصور الكلية، إلا أنه يجب الاحتياط من حدوث فرط الحجم الذي يهيئ لحدوث وذمة الرئة. يتم تعويض حجم الدم بإعطاء الدم الكامل أو المصول الملحية أو المحاليل الغروانية colloid solutionالتي يستمر تأثيرها في زيادة حجم الدم مدة أطول.

ـ مقويات العضلة القلبية inotropic agents.

يُضعِف نقص الاكسجة قدرة العضلة القلبية على التقلص (القلوصية contractibility) مما يستدعي إعطاء مقويات العضلة القلبية مثل الأدرينالين والنورادرينالين، إلا إن أكثر مقويات القلب شيوعاً هي الدوبامينdopamine والدوبكسامين dopexamine والدوبيوتامين dobutamine. وقد يتطلب الأمر إشراك أكثر من دواء واحد من هذه المجموعة مثل إعطاء النورادرينالين مع الدوبامين.

ـ مقبضات الأوعية vasoconstrictors وبخاصة الفازوبرسين، وهو هرمون تفرزه النخامى، إذ بينت الدراسات الحديثة أن له تأثيراً جيداً في صدمة التوسع الوعائي ورفع الضغط المنخفض.